Walter Kraus

Ergogene Substanzen

Ausgewählte Nahrungsergänzungen für den Ausdauersportler

disserta Verlag

Kraus, Walter: Ergogene Substanzen: Ausgewählte Nahrungsergänzungen für den Ausdauersportler, Hamburg, disserta Verlag, 2014

Buch-ISBN: 978-3-95425-651-8
PDF-eBook-ISBN: 978-3-95425-650-1
Druck/Herstellung: disserta Verlag, Hamburg, 2014
Covermotiv: © laurine45 – Fotolia.com

Bibliografische Information der Deutschen Nationalbibliothek:
Die Deutsche Nationalbibliothek verzeichnet diese Publikation in der Deutschen Nationalbibliografie; detaillierte bibliografische Daten sind im Internet über http://dnb.d-nb.de abrufbar.

© disserta Verlag, Imprint der Diplomica Verlag GmbH
Hermannstal 119k, 22119 Hamburg
http://www.disserta-verlag.de, Hamburg 2014
Printed in Germany

Inhaltsverzeichnis

1. Einleitung 9

2. Kohlenhydrate 10

  2.1. Vorkommen: 11

  2.2. Stoffwechsel 11

    2.2.1. Direkte Verwertung 12

    2.2.2. Umwandlung in Glykogen 13

  2.3. Hormonelle Regulation des Blutzuckers 13

    2.3.1. Insulin 14

    2.3.2. Glucagon 14

    2.3.3. Adrenalin 15

    2.3.4. Cortison 15

  2.4. Glykämischer Index 15

  2.5. Ergogene Wirkung von Kohlenhydraten 16

    2.5.1. Kohlenhydrataufnahme vor der Belastung 18

    2.5.2. Carboloading 20

      2.5.2.1. Klassisches Prinzip 20

    2.5.3. Kohlenhydrataufnahme während der Belastung 21

    2.5.4. Art der Kohlenhydrate 25

    2.5.5. Kohlenhydrate nach Belastung 29

3. Fette 33

  3.1. Vorkommen 34

  3.2. Stoffwechsel 34

  3.3. Regulation des Fettstoffwechsels unter Belastung 38

  3.4. Ergogene Wirkung von Fetten 39

    3.4.1. Kurzfristige Anpassung an eine fettreiche Diät 42

  3.5. Langfristige Anpassung an eine fettreiche Diät 45

  3.6. Nebeneffekte 48

  3.7. Mittelkettige Triglyceride (MCT) 49

  3.8. Zusammenfassung: 51

4. Proteine 52

  4.1. Vorkommen 53

  4.2. Bedarf 54

4.3. Funktion 55

4.4. Stoffwechsel 55

4.5. Ergogene Wirkung 56

    4.5.1. Proteine während der Belastung 58

    4.5.2. Proteine und Glykogen Resynthese 62

    4.5.3. Verzweigtkettige Aminosäuren im Ausdauersport 65

    4.5.4. Verzweigtkettige Aminosäuren und zentrale Ermüdung 66

4.6. Empfehlung für die tägliche Aufnahme 68

5. Vitamine **71**

5.1. Allgemeine Aspekte 71

    5.1.1. Einteilung: 71

    5.1.2. Bedarf und Mangelerscheinungen 73

    5.1.3. Vitamine als Antioxidantien 73

    5.1.4. Ergogene Wirkung 75

5.2. Vitamin A (Retinol) 76

5.3. Vitmamin D (Calciferol) 78

5.4. Vitamin E 79

5.5. Vitamin K (Phyllochinone) 82

5.6. Vitamin B1 (Thiamin) 83

5.7. Vitamin B_2 (Riboflavin) 84

5.8. Niacin 86

5.9. Vitamin B_6 (Pyridoxin) 87

5.10. Vitamin B_{12} (Cobalamin) 89

5.11. Folsäure 91

5.12. Pantothensäure 92

5.13. Biotin 94

5.14. Vitamin C (Ascorbinsäure) 95

5.15. Zusammenfassung 98

6. L-Carnitin **99**

6.1. Vorkommen 99

6.2. Funktion 101

6.3. Ergogene Wirkung 104

    6.3.1. L-Carnitin und aerobe Ausdauerfähigkeit 106

    6.3.2. L-Carnitin und anaerobe Ausdauerfähigkeit 110

    6.3.3. L-Carnitin und Regeneration 112

6.4. Zusammenfassung 112

7. Koffein 115

7.1. Vorkommen 115

7.2. Stoffwechsel... 116

7.3. Wirkung von Koffein auf den Organismus... 117

7.3.1. Zentralnervensystem (ZNS)... 117

7.3.2. Vegetatives Nervensystem... 117

7.3.3. Herz, Kreislauf und Gefäße 117

7.3.4. Schlaf 118

7.4. Nieren... 118

7.5. Ergogene Wirkung.. 118

7.5.1. Koffein und aerobe Leistungsfähigkeit... 121

7.5.2. Koffein und anaerobe Leistungsfähigkeit...................................... 122

7.6. Habituelle Koffeineinnahme.. 123

7.7. Mögliche Nebeneffekte... 124

7.7.1. Elektrolyt- und Flüssigkeitshaushalt.. 124

7.7.2. Abhängigkeit... 124

7.8. Anwendung.. 125

7.8.1. Zeitpunkt.. 125

7.8.2. Dosis 125

7.9. Koffein und Doping... 126

7.10. Zusammenfassung: 127

8. Literaturverzeichnis 129

1. Einleitung

In den letzten Jahrzehnten konnte eine stetige Leistungssteigerung in beinahe allen sportlichen Disziplinen auf Grund von immer neueren und detaillierteren Kenntnissen der Sportwissenschaft erzielt werden. Dafür ist aber nicht nur das Training alleine verantwortlich, sondern auch die Ernährung gewinnt dabei immer mehr an Bedeutung. Die Wichtigkeit der optimalen Ernährung in Bezug auf die Grundnährstoffe (Energieaufnahme und Energieverteilung, Vitamine, Mineralstoffe und Spurenelemente) ist bereits weitläufig bekannt. Zum Beispiel haben Montain & Young, 2003 oder Maughan et al., 2004 in ihren aktuellen Übersichtsarbeiten die Anforderungen an die Ernährung für den Sportler zusammengefasst. Auch illegale Substanzen wie z.B. anabole Steroide oder Erythropoietin sind im Sport bekannt und werden auch immer wieder zur Leistungssteigerung eingesetzt. Da die Aus- und Nebenwirkungen teilweise gesundheitsgefährdend sind und sogar bis zum Tode führen können (vergleiche Toshkin et al., 2004), sind diese zu Recht auf der Dopingliste und sollten kein Thema für eine eventuelle Anwendung sein.

Ebenfalls für den Sport interessant sind jedoch sogenannte ergogene Substanzen, also körpereigene Substanzen, in denen eine leistungssteigernde Wirkung vermutet wird. Viele Produzenten und die Werbung versprechen durch die Einnahme diverser Mittel eine enorme Leistungssteigerung, die durch ein Training alleine nicht zu bewältigen sei, ohne dabei in Konflikt mit der Dopingkontrolle zu kommen. Zielpersonen sind sowohl die Leistungssportler, die damit ihre maximale Leistungsfähigkeit angeblich weiter erhöhen könnten sowie die Hobbysportler, die sich dadurch eine höhere Leistung bei gleichzeitig geringerem Trainingsaufwand versprechen.

Diese Arbeit soll einen wissenschaftlichen Überblick über die einzelnen Substanzen liefern, von denen man eine Leistungssteigerung im Ausdauersport vermutet. Dabei soll eine objektive Beurteilung in Bezug auf deren Wirkung und Anwendung abgegeben werden. Durch den Vergleich relevanter Studien soll festgestellt werden, wann und unter welchen Umständen eine Leistungssteigerung zu erwarten ist und unter welchen Bedingungen daher eine Einnahme der jeweiligen Substanz für den Sportler sinnvoll ist.

2. Kohlenhydrate

Kohlenhydrate oder Saccharide sind mengenmäßig die häufigsten von Lebewesen syntheti-sierten Verbindungen unseres Planeten. Im Vergleich zu Lipiden und Aminosäuren ist das Prinzip der Struktur einfach, da sie alle Abkömmlinge von Verbindungen der Grundstruktur $C_nH_{2n}O_n$ sind, wobei $n \geq 3$ sein muss. Die kleinsten Bausteine von Kohlenhydraten werden Monosaccharide genannt. Formal sind es die Aldosen bzw. Ketosen mehrwertiger Alkohole. Wegen des gehäuften Vorkommens asymmetrischer C-Atome gibt es eine große Zahl von stereoisomeren Formen von Monosacchariden. Dank ihrer besonders reaktionsfähigen Aldehyd- bzw. Ketongruppen haben Monosaccharide die Fähigkeit, andere Verbindungen, häufig weitere Monosaccharide, mit Hilfe glykosidischer Bindungen anzulagern und auf diese Weise eine ungeheuere Vielzahl an verschiedensten Verbindungen zu bilden. So entstehen u.a. Di- bzw. Oligo- oder als Makromolekül die Polysaccharide.

Die Funktionen von Kohlenhydraten sind außerordentlich vielfältig. Schon lange ist bekannt, dass sie in nahezu allen Organismen als rasch zur Verfügung stehende Energielieferanten dienen. Daneben werden Polysaccharide in tierischen und pflanzlichen Zellen als Energiespei-cher verwendet (Löffler & Petrides, 2003).

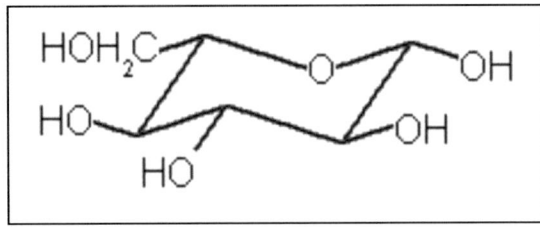

Abb. 1: Strukturformel Glucose (chemfinder.cambridgesoft.com)

Bezüglich ihrer Umsatzraten und ihrer quantitativen Bedeutung spielen die Hexosen und Pentosen im Stoffwechsel die größte Rolle. Unter physiologischen Bedingungen erfüllt Glucose (Abb 1) alle Aufgaben im Bereich des intermediären Stoffwechsels aller Organe des Menschen und wird als Baustein vieler wichtiger Verbindungen verwertet. Bestimmte Organe und Gewebe, wie Gehirn, Nierenmark und Erythrozyten, decken ihren Energiebedarf prak-tisch ausschließlich aus Glucose. Beim Erwachsenen können diese Gewebe bis zu 180g Glucose/d verbrauchen. Andere Organe, vor Allem das Muskelgewebe und der Herzmuskel, können sowohl Glucose als auch Fettsäuren energetisch verwerten.

Glucose ist die einzige bekannte Hexose, die im fastenden menschlichen Organismus in freier Form vorkommt. Im Blut beträgt die Glucosekonzentration etwa 5mmol/l (90 mg/dl). Glucose liegt in den Zellen größtenteils in phosphorylierter Form vor.

Im Hungerzustand werden zunächst die Kohlenhydratvorräte des Körpers verbraucht, die schnell erschöpft sind. Danach erfolgt vermehrt Lipolyse der Fettgewebe. Dabei verstoffwechseln Muskulatur und Herz ausschließlich Fettsäuren (auch entstandene Ketonkörper). Für das Gehirn wird aus den glucogenen Aminosäuren über dem Weg der Glukoneogenese Glucose gebildet.

2.1. Vorkommen:

Wichtigste Nahrungsquellen für Kohlenhydrate sind Cerealien, Obst, Gemüse, Milch und Süßigkeiten (Tab. 1). Die meisten dieser Lebensmittelgruppen liefern neben Kohlenhydraten auch andere Nährstoffe. Raffinade, Sirup und gereinigte Stärke zählen zu den reinen Kohlenhydraten. Diese Produkte werden nicht zuletzt wegen ihrer niedrigen Nährstoffdichte auch als „leere Kalorien" bezeichnet.

Quellen f. niedermol. Zucker	KH (g/100g)	Quellen für Stärke	KH (g/100g)
Zucker	100	Maisstärke	86
Honig	81	Weizen, Hafer, Gerste	66-74
Marmeladen	69	Weizenmehl	72-86
Schokolade	47-56	Vollkornbrot	47-50
Bananen	23	Nudeln, Reis (roh)	72-80
Äpfel	12	Reis (gekocht)	24
Erdbeeren	7	Erbsen, Kartoffeln	12-16
Milch	5	Spinat, Salat	3

Tab. 1: Kohlenhydratgehalt ausgewählter Lebensmittel (Elmadfa & Leitzmann, 1998)

2.2. Stoffwechsel

Bevor Kohlenhydrate resorbiert werden können, müssen sie in die zugrundeliegenden Monosaccharideinheiten zerlegt werden. Der Abbau der mengenmäßig bedeutsamsten Polysaccharide Glykogen und v.a. Stärke beginnt durch die Einwirkung der in der Speichel-

und Pankreasflüssigkeit enthaltenen α-Amylase, wobei der größte Teil der Verdauung im Dünndarm geschieht. Die dadurch entstandenen Dextrine werden schließlich in der Dünndarmmukosa zu den einzelnen Monosacchariden gespalten und über einen natriumabhängigen aktiven Transport ins Portalblut abgegeben. Von dort werden die Kohlenhydrate entweder in der Leber verstoffwechselt oder weiter in den Blutkreislauf abgegeben.

Die Resorption anderer Monosaccharide neben Glucose verläuft wahrscheinlich durch erleichterte Diffusion. Dies legen jedenfalls kinetische Untersuchungen über den Verlauf der Resorption von Fructose und Galactose nahe. Ein Fructose-transportierendes Transportsystem ist inzwischen kloniert worden und wird als GLUT-5 bezeichnet (Löffler & Petrides, 2003).

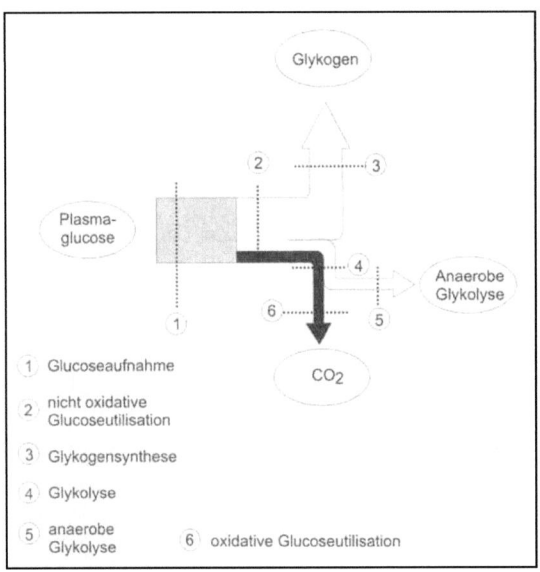

Abb. 2: Zelluläre Glucoseverwertung (Elmadfa & Leitzmann, 1998)

Bevor die Kohlenhydrate als Energiequelle in den Zellen verschiedener Gewebe und Organe verwertet werden, unterliegen sie mehreren abbauenden oder umsetzenden Prozessen. Nach ihrer Verdauung und Absorption können die Monosaccharide (v.a. Glucose) entweder oxidativ bzw. nicht oxidativ utilisiert (Glykolyse) oder zum Aufbau von Glykogen (Glykogenese) herangezogen werden (Abb. 1).

2.2.1. Direkte Verwertung

Glucose ist die primäre verfügbare Energiequelle fast aller menschlichen und tierischen Zellen. Der Abbauvorgang der Glucose ist die Glykolyse, die sowohl aerob als auch unter anaeroben Bedingungen mit Bildung von Lactat stattfinden kann. Vom energetischen Standpunkt aus wesentlich ergiebiger ist die in physiologischer Weise von allen Geweben – außer Erythrozyten und Nierenmark – durchgeführte sauerstoffabhängige Oxidation von Glucose zu CO_2 und Wasser unter Freisetzung von Energie. Dies setzt das Einschleusen des in der Glykolyse entstehenden Pyruvats in den Citratzyklus voraus.

2.2.2. Umwandlung in Glykogen

Die Speicherung von Glucose als Glykogen erfolgt über Phosphorylierung zu Glucose-6-Phoshat (Glu6P) und Glucose-1-Phosphat (Glu1P). Die Kohlenhydratreserven im Körper sind unter normalen Bedingungen gering. Die Speicherkapazität des Muskels für Kohlenhydrate kann aber nach langem Fasten und schwerer körperlicher Arbeit durch Verabreichung von kohlenhydratreicher Kost erhöht werden, der Muskelglykogengehalt steigt jedoch auch bei extrem ausdauertrainierten Sportlern nicht über 1% (Tab. 2).

Gewebe	Konzentration (g/100g)	Gesamtmenge (g)
Leberglykogen	10	150
Muskelglykogen	1	250
Extrazell. Glucose	0,1	15
Gesamtmenge		415

Tab. 2: Kohlenhydratspeicher (maximale Werte) in verschiedenen Geweben des Menschen (Elmadfa & Leitzmann, 1998)

2.3. Hormonelle Regulation des Blutzuckers

Glucose unterliegt beim Eintreten und Verlassen der Blutbahn den Wirkungen mehrerer Hormone und wird dadurch physiologisch in einem engen Schwankungsbereich relativ konstant gehalten. Bei einer Hypoglykämie liegt die Blutglucosekonzentration unter den normalen Werten von 4 mmol/l (72 mg/dl); diese führen zu Veränderungen, die auf eine Beeinträchtigung von Funktionen des Nervensystems zurückzuführen sind. Bei einer Hyperglykämie liegt die Glucosekonzentration über der Nierenschwelle von 10 mmol/l (180 mg/dl). Eine chronisch erhöhte Konzentration des Blutzuckers, wie es bei den Stoffwechselerkrankungen Diabetes Mellitus Typ I und II der Fall ist, führt zu Mikro- und Makroangiopathien und weiterführend zu deren direkten und indirekten Folgen wie zum Beispiel Erblindung, Verschlusskrankheiten, u.v.a. (Elmadfa & Leitzmann, 1998)

2.3.1. Insulin

Bewirkt eine direkte und schnelle Senkung der Blutglucosekonzentration. Die Insulinbiosynthese und Sekretion findet in den β-Zellen der Langerhans'schen Inseln des Pankreas statt und wird physiologisch durch die Kohlenhydrataufnahme (Anstieg der Blutglucose über 120 bis 140 mg/dl) sowie durch bestimmte Aminosäuren (BCAA's) stimuliert. Sie führt in der Leber, der Skelettmuskulatur und im Fettgewebe zu einer Steigerung des Glucoseeinstroms und daran anschließend zur Stimulierung der Glykogensynthese. Deshalb zählt Insulin auch zu den anabol wirkenden Hormonen. Ein hoher Insulinspiegel unterdrückt die Lipolyse, indem es die Aktivierung der cAMP-abhängigen Proteinkinase vermindert. In der Leber hemmt Insulin zusätzlich die Glukoneogenese.

2.3.2. Glucagon

Ist der direkte Antagonist des Insulins und wird im Pankreas von den α-Zellen der Langerhans'schen Inseln und in den oberen Teilen des Magen-Darm-Trakts produziert. Anders als beim Insulin wird die Glucagonsekretion durch einen Abfall der Glucosekonzentration im Blut bewirkt. Der durch Glucagon verursachte Anstieg des Blutzuckers beruht auf dem Abbau des Leberglykogens und vermehrter Glukoneogenese. In Abb. 3 wird der Einfluss der Glucosekonzentration im Blut auf die Sekretion von Insulin und Glucagon veranschaulicht.

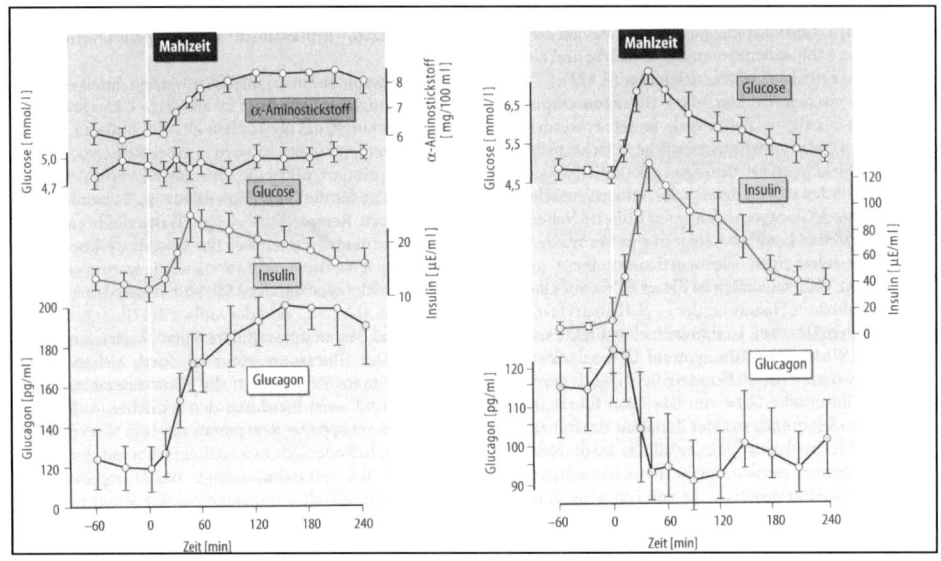

Abb. 3: Glucagon- und Insulinsekretion nach kohlenhydratreicher und kohlenhydratarmer Mahlzeit (Löffler & Petrides, 2000)

14

2.3.3. Adrenalin

Wird vom Nebennierenmark produziert, bewirkt eine Hemmung der Insulinfreisetzung und aktiviert die Glucosefreisetzung aus Glykogen. Sowohl Adrenalin als auch Noradrenalin stimulieren die Freisetzung freier Fettsäuren aus dem Depotfett.

2.3.4. Cortison

Wird von der Nebennierenrinde produziert und wirkt synergistisch mit Glucagon und Adrenalin, wobei die Wirkung von Cortison langsamer eintritt. Ferner kommt es durch eine gesteigerte Proteolyse zu einer gesteigerten Aktivität der Glukoneogenese.

2.4. Glykämischer Index

Der Blutzucker wird nicht nur hormonell geregelt, sondern auch die Art der aufgenommenen Kohlenhydrate sowie die Zusammensetzung der Nahrung beeinflusst den postprandialen Anstieg der Glucosekonzentration.

Der Glykämische Index ist definiert als Fläche unter der 2h-Blutzucker-Antwort-Kurve (area under the curve, AUC) nach einer Testmahlzeit mit 50 g Kohlenhydraten im prozentuellen Vergleich zu einer Standard-Mahlzeit mit ebenfalls 50 g Kohlenhydraten gemessen bei derselben Person. Als Standard-Mahlzeit wird Weißbrot oder Glucose verwendet. Der Glykämische Index oder die glykämische Belastung von Mahlzeiten wird berechnet, indem die Menge der Kohlenhydrate in dem Lebensmittel, der Anteil der glykämischen Kohlenhydrate in der Mahlzeit und der Glykämische Index des Lebensmittels berücksichtigt werden.

Nahrungsmittel (hoher GI)	GI	Nahrungsmittel (niedriger GI)	GI
Glucose (Referenz)	100	Langkornreis	60
Maltodextrin	95	Vollkornnudeln (weich)	55
Kartoffelpüree	90	Haushaltszucker	54
Cornflakes	84	Schokolade	52
Kartoffeln (gekocht)	80	Basmatireis	50
Pommes Frites	74	Vollkornnudeln (al dente)	40
Weißbrot	70	Fruchtzucker	23
Vollkorn-Weizenbrot	70	Avocado	20
Bananen, Rosinen	65	Tomaten, Paprika	10

Tab. 3: Glykämischer Index ausgewählter Lebensmittel (http://www.wikipedia.org)

Die in Tabellen veröffentlichten Werte für den GI wurden jedoch unter Laborbedingungen für die jeweils aufgelisteten Kohlenhydratträger ermittelt (Tab. 3). Streicht man zum Beispiel Butter aufs Brot, isst man zum Obst Joghurt, trinkt man ein Glas Wasser oder Wein zum Essen, nimmt man ein komplettes Menü auf, verändert sich jedes Mal der GI. Für die Praxis ist der GI also kein taugliches Mittel, um den Blutzuckerverlauf nach dem Essen im Detail vorherzusagen. (Elmadfa, 2004)

Der Glykämische Index ist jedoch ein hilfreiches Instrument, um eine grobe Auswahl an Lebensmitteln zu haben, deren Kohlenhydrate schnell bzw. langsam aufgenommen werden.

2.5. Ergogene Wirkung von Kohlenhydraten

Da die Kohlenhydrate auf Grund der geringen Körperdepots und der schnellen aber relativ ineffizienten Ausnützung im Ausdauersport die limitierende Substanz darstellen, ist anzunehmen, dass eine vermehrte Aufnahme die Leistung direkt und indirekt steigern kann. Rico-Sanz et al. (1999) konnten z.B. zeigen, dass die Dauer bis zur Ermüdung während eines Fußballspiels mit der Größe der Glykogenreserven in der Muskulatur positiv korreliert (Abb. 4) und die Höhe des Ausgangswerts der Glykogenreserven ausschlaggebend für die Utilisation ist.

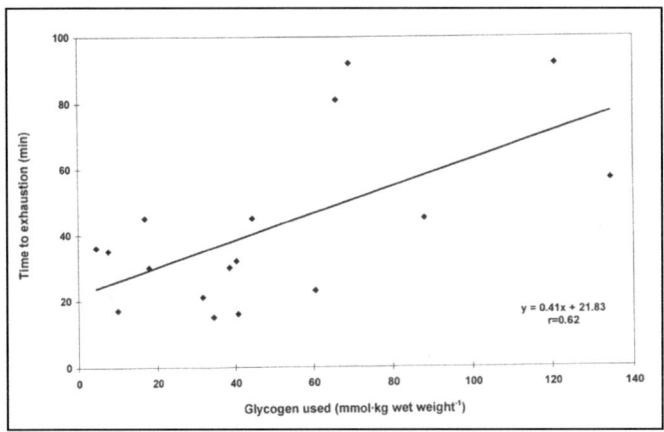

Abb. 4: Positive Korrelation zwischen Muskelglykogen-Utilisation und Dauer bis zur Erschöpfung (Rico-Sanz et al., 1999)

In Tab. 4 ist lediglich einen kleiner Überblick an Studien zusammengefasst, die in den letzten zwei Jahrzehnten durchgeführt wurden, wobei ein Großteil der Forscher einen direkten oder indirekten Nachweis einer Leistungssteigerung erbringen konnte.

Studie	Prob.	Int./LF	Dosis (g/h)	Ergebnis	
Ivy et al., 1983	10	80%	24-29	+	Verbesserte Ausdauerleistung (Dauer)
Hargreaves et al., 1984	10	74-100%	43	+	Verbesserte Ausdauerleistung (Dauer)
Coyle et al., 1986	7	71%	100	+	Verbesserte Ausdauerleistung (Dauer)
Murray et al., 1987	13	55-65%	24-34	+	Verbesserte Ausdauerleistung (Dauer) ab 30g/h
Mitchell et al. 1989	10	70%	37-111	+	Verbesserte Ausdauerleistung (Dauer) bei mittleren Glu-Konzentrationen
Wright et al., 1991	9	70%	35	+	Verbesserte Ausdauerleistung (Dauer)
Zachwieja et al., 1992	8	70%	63	+	Verbesserte Ausdauerleistung (Dauer)
Langhans et al., 1992	17	46,6km Lauf	123	+	Verbesserte Ausdauerleistung (Dauer) in der Endphase
Wilber & Moffat, 1992	10	80%	41	+	Verbesserte Ausdauerleistung (Dauer)
Tsintzas et al., 1993	7	30km Lauf	50	+	Verbesserte Ausdauerleistung (Dauer)
Langenfeld et al., 1994	14	128km Rad	37	+	Erhöhte Sauerstoffaufnahme
Maughan et al., 1996	12	70%	22	+	Verbesserte Ausdauerleistung (Dauer)
Nicholas et al., 1996	9	55-95	47	+	Verbesserte Ausdauerleistung (intermittierend)
Tsintzas et al., 1996	8	76%	45	+	Verbesserte Ausdauerleistung (Dauer)
Madsen et al., 1996	9	100km Rad	66	–	Keinen Einfluss auf die Leistungsfähigkeit

Angus et al., 2000	8	100km Rad	60	+	Verbesserte Ausdauerleistung (Dauer)
McConell et al., 2000	13	85%	84	–	Keinen Einfluss auf die Leistungsfähigkeit
Andrews et al., 2003	8	24,2km Lauf	33	–	Keinen Einfluss auf die Leistungsfähigkeit
Earnest et al., 2004	9	64km Rad	30	+	Verbesserte Ausdauerleistung (Dauer) in der Endphase
Winnick et al., 2005	20	55-120%	41	+	Verbesserte Ausdauer – und Konzentrationsleistung

Tab. 4: Studienvergleich: Effekte einer Kohlenhydrat-Supplementation auf die Leistungsfähigkeit

2.5.1. Kohlenhydrataufnahme vor der Belastung

Laut den aktuellen DACH-Referenzwerten (2001) sollte in einer ausgewogenen Ernährung der Kohlenhydratanteil mehr als 50% der aufgenommenen Energie betragen. Dieser Richtwert ist durch epidemiologische Befunde begründet, nach denen im anderen Fall ein erhöhter Konsum von (gesättigten) Nahrungsfetten in einem direkten Zusammenhang mit der Häufigkeit von kardiovaskulären Risikofaktoren und anderen Erkrankungen steht. Grundsätzlich unterscheiden sich die allgemeinen Ernährungsrichtlinien für den Sportler nicht sehr von denen des Nichtsportlers. Auch Sportler sollten eine sehr kohlenhydratreiche und fettarme Diät vorziehen. Bereits 1980 konnten Costill et al zeigen, wie sich eine kohlenhydratarme Kost auf die Glykogenreserven auswirkt, wenn über einen längeren Zeitraum ein intensives Training absolviert wird (Abb. 5).

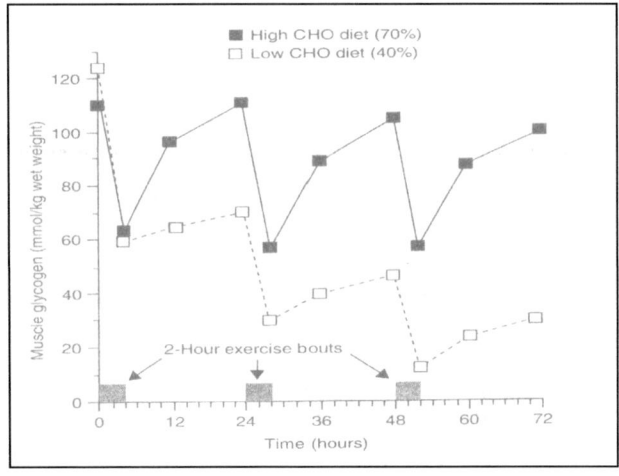

Abb. 5: Glykogenspeicher bei täglichem Training mit kohlenhydratreicher und –armer Kost (Costill et al., 1980)

Durch eine kohlenhydratarme Kost (40% der aufgenommenen Energie) konnten sie eine signifikant geringere Glykogenkonzentration in der Muskulatur bereits nach drei Tagen feststellen. Sie empfehlen deshalb in Phasen intensiveren Trainings bzw. bei hohen Umfängen sowie bei einem täglichen Training eine Kohlenhydrataufnahme von mehr als 70 Energieprozent, um die stetige Glykogenentleerung und ein damit eventuell einhergehendes Übertraining zu verhindern.

Burke et al. (2001) hingegen sieht eine Empfehlung der Kohlenhydrataufnahme nicht in Relation zur Gesamtenergieaufnahme, sondern in absoluten Mengen an der Kohlenhydratzufuhr (Tab. 5). Bei einer derartigen Empfehlung ist die Gefahr einer Unterversorgung zumindest an Energie weniger wahrscheinlich. Horvath et al. (2000) kamen in ihrer Studie zu dem Ergebnis, dass bei einer fettreichen Diät die Energiezufuhr zwar höher ist, die Kohlenhydrataufnahme jedoch weit unter der Mindestempfehlung liegt. Noch größere Unterschiede in der Kohlenhydratzufuhr gab es sogar beim weiblichen Geschlecht. Viele Studien (z.B. Tarnopolski et al., 1995 und 1997) zeigen, dass Frauen eine niedrigere Glykogen-Syntheserate bei gleichem relativen Anteil an aufgenommenen Kohlenhydraten aufweisen. Burke et al. (2001) aber auch Tarnopolsky et al. (2001) sehen keinen Geschlechtsunterschied mehr, wenn die Kohlenhydrataufnahme in Absolutmengen in Relation zum Körpergewicht erfolgt.

Kurzfristig auf Einzelleistung ausgerichtet	Empfohlene Menge an CHO
Tägliche Glykogenspeicherung	7-10 g/kg KG/d
Schnelles Wiederauffüllen der Glykogenspeicher	1 g/kg KG alle 2 h
Zur Steigerung der Kohlenhydratverfügbarkeit vor Langzeitbelastungen	1-4 g/kg KG 1-4 h vor Leistung
Kohlenhydratzufuhr unter Belastung	0,5-1 g/kg KG/h
Längerfristig auf Alltag ausgerichtet	Empfohlene Menge an CHO
Tägl. Bedarf bei niedriger Intensität im Training	5-7 g/kg KG/d
Tägl. Bedarf bei höherer Intensität im Training	7-10 g/kg KG/d
Tägl. Bedarf bei höchster Intensität im Training	10-12 g/kg KG/d

Tab. 5: Empfehlung für Kohlenhydratzufuhr für Sportler (nach Burke et al., 2001)

2.5.2. Carboloading

Das Carboloading ist insbesondere in solchen Sportarten sinnvoll, in denen die Leistung von einer möglichst langen Verfügbarkeit von Glykogen abhängig ist und bei denen Glykogen die wichtigste Energiequelle darstellt (Langzeitausdauerbelastungen bzw. Spielsportarten mit intermittierenden Belastungsmustern), da die Erschöpfung der Glykogendepots den Hauptgrund der Ermüdung darstellt. Zudem können intensive Belastungen bei gefüllten Glykogenspeichern länger aufrecht erhalten werden. (Walker et al., 2000). Gerade für intensive Belastungen sind gut gefüllte Glykogenspeicher von großer Bedeutung. Das Muskelgewebe von Untrainierten enthält etwa 80 mmol Glykogen/kg Muskelfeuchtgewicht. Die maximalen Werte, die mit Carboloading erreicht und aufgezeichnet wurden, liegen bei über 200 mmol/kg (Ivy, 2001). Intensive Belastungen über rund eine Stunde führen zu einer Abnahme des Muskelglykogens von 135 mmol/kg Muskelfeuchtgewicht auf 87 mmol/kg (Rico-Sanz et al., 1999).

Der Effekt des Carboloadings ist der, dass die Glykogenvorräte in der Muskulatur kurzfristig erhöht werden. Das Prinzip dabei ist, die Muskulatur, nach einer allgemeinen kohlenhydratreichen Kost, in eine Glykogen-Mangelsituation zu bringen, die anschließend eine erhöhte Glykogensynthese bewirkt. Dies geschieht auch nach jedem einzelnen Training, das eine Entleerung der Glykogenspeicher verursacht. Deshalb ist eine kohlenhydratreiche Ernährung als Basis für den Ausdauersportler unerlässlich. Jedoch ist es durch verschiedene Methoden möglich, die Speicher über das normale Niveau kurzfristig anzuheben.

2.5.2.1. Klassisches Prinzip

Die klassische, ursprüngliche aus Skandinavien stammende Technik (Bergström et al, 1967) wird in drei Phasen, beginnend mit einer Woche vor dem Wettkampf, unterteilt: In der ersten Phase wird eine Reduzierung der Glykogenvorräte mittels einer intensiven Belastung angestrebt. Anschließend folgen zwei bis drei Tage, in denen eine unter Fortführung des Ausdauertrainings mit hohen Trainingsumfängen ausgesprochen kohlenhydratarme, dafür fett- und eiweißreiche Kost eingenommen wird. Die Glykogenvorräte sinken dadurch stark ab. Danach folgt die eigentliche Phase des Carboloadings durch eine sehr kohlenhydratreiche Kost, in der Kohlenhydrate 70% und mehr der aufgenommenen Kalorien ausmachen. In dieser Phase wird der Trainingsumfang nach Intensität und Dauer deutlich reduziert.

Diese extreme Diät hat aber etliche Nachteile, die Auswirkungen auf die Psyche des Sportlers, aber auch andere, haben kann. Da in der ersten Phase die Glykogenreserven nahezu aufgebraucht werden und in den darauffolgenden Tagen keine Auffüllung bei gleichzeitiger

Beibehaltung des Trainingsumfangs erfolgt, muss man in diesen Tagen mit enormen Leistungseinbußen rechnen, was dem Sportler kurz vor einem Wettkampf das nötige Selbstvertrauen rauben kann. Außerdem kann eine extreme Änderung der Ernährungsweise immer zu Unverträglichkeitsbeschwerden wie Durchfällen, Bauchkrämpfen oder ähnlichem führen. Weiters muss beachtet werden, dass 1g Glykogen gemeinsam mit 2,7g Wasser gespeichert wird (Puckett & Wiley, 1932), was bei Sportarten mit Gewichtsklasseneinteilung entscheidende Nachteile mit sich bringen kann. Auch ein um ein Kilogramm erhöhtes Körpergewicht verursacht wiederum einen energetischen Nachteil im Ausdauersport.

2.5.3. Kohlenhydrataufnahme während der Belastung

Die Kohlenhydrate spielen im Energiestoffwechsel des arbeitenden Muskels eine dominierende Rolle, sind jedoch im menschlichen Körper in Form von Glykogen nur begrenzt speicherbar (Tab. 2) und gelten deshalb als limitierender Faktor im Ausdauersport.

Den Kohlenhydraten wird deshalb eine so große Bedeutung zugeschrieben, da sie anaerob viermal und aerob doppelt so schnell freigesetzt werden wie Fette. Sie sind somit schneller und leichter verfügbar (Tab. 6) und

ihre Oxidation pro Liter aufgenommenen Sauerstoffes durchschnittlich 8,6% mehr Energie liefert als die Oxidation von freien Fettsäuren (Tab. 7).

Substrat (Abbauart)	Max. Flussrate µmol/g/s	Max. Einsatzdauer
ATP, KrP (anaerob-alaktazid)	1,6 – 3,0	7-10 sec
Glykogen (anaerob-laktazid)	1,0	40 – 90 sec
Glykogen (aerob)	0,5	60 – 90 min
Fettsäuren (aerob)	0,25	Stunden

Tab. 6: Energetische Flussraten einzelner Substrate (Zintl & Eisenhut, 2001)

Substrat	Phys. Brennwert pro g		Kalorisches Äquivalent (pro l O_2)	
Fette	9,3 kcal	39,1 kJ	4,65 kcal	19,46 kJ
Kohlenhydrate	4,1 kcal	17,3 kJ	5.05 kcal	21,13 kJ
Eiweiß	4,1 kcal	17,3 kJ	4,48 kcal	18,74 kJ

Tab. 7: Physiologischer Brennwert und kalorisches Äquivalent einzelner Substrate (Zintl & Eisenhut, 2001)

In Abb. 6 ist der zeitliche Verlauf der Energiebereitstellung nach Hawley & Hopkins dargestellt. Bei einer maximalen Belastung von etwa einer Minute Dauer stammt die Energie somit je zur Hälfte aus aerober und anaerober Glykolyse. Lipide können dagegen nur aerob abgebaut werden. Bei einer maximalen Belastung im Bereich von drei bis fünf Stunden stammt die Energie je zur Hälfte aus aerober Glykolyse und aerober Lipolyse.

Im Stoffwechsel erfolgt die Energiebereitstellung aus den verschiedenen Nährstoffen niemals nacheinander, sondern stets gleichzeitig, jedoch in variierendem Verhältnis, abhängig von der Intensität.

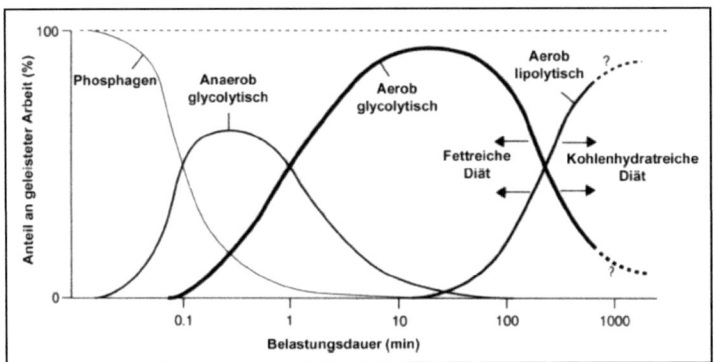

Abb. 6: Energiebereitstellung in Abhängigkeit von der Belastungsdauer (nach Hawley & Hopkins, 1995)

Laut dieser Abbildung ist eine Ausdauerbelastung, die mit der Energiebereitstellung über die aerobe Glykolyse erfolgt, je nachdem wie hoch die Glykogenspeicher gefüllt sind, mit etwa 45 bis maximal 90 Minuten begrenzt. Eine Aufrechterhaltung der Leistung ist auf Grund des Abfallens des Blutglucosespiegels nicht mehr möglich.

Sollte es nun möglich sein, Kohlenhydrate über die Nahrung zu sich zu nehmen, so könnten die Glykogenreserven geschont werden und die Leistung entsprechend höher sein bzw. länger durchgehalten werden.

Es hat sich herausgestellt, dass eine Zufuhr von Kohlenhydraten während einer Ausdauerbelastung erst ab einer Dauer von mehr als 45 Minuten eine positive Auswirkung zeigt (Below et al., 1995 und Jeukendrup et al., 1997). Begründet sei dies, da bis dahin die körpereigenen Glykogenvorräte ausreichen und eine vermehrte Glucoseverfügbarkeit keinen zusätzlichen Vorteil bringen kann. Weiters wird bei intensiveren Belastungen die Resorption der Glucose durch verminderte Durchblutung des Gastrointestinaltrakts herabgesetzt.

Bein einem Zeitrennen über 30 Minuten konnten Palmer et al. (1998) ebenfalls keine Leistungssteigerung feststellen. Auch sie kommen zu dem Schluss, dass die zirkulierende Glucose im Blut hochintensive Belastungen nicht beeinflussen kann.

McConell et al. (2000) konnten in einer Tracerstudie zeigen, dass bei einer Belastung von 80 bis 85% der maximalen Sauerstoffaufnahme innerhalb einer Stunde nur 22g von 84g der verabreichten Kohlenhydraten im Körper oxidiert werden konnten. Während dieser Belastung wurden insgesamt jedoch 270g Kohlenhydrate verbrannt. Einerseits kann man davon ausgehen, dass die Glykogenreserven noch nicht vollständig aufgebraucht waren (Tab. 2) und andererseits kann sich die nicht aufgenommene Menge an Glucose im Körper ansammeln und gastrointestinale Beschwerden hervorrufen (Jentjens et al., 2004).

McConeel et al. (2000) sehen deshalb den limitierenden Faktor bei intensiven Belastungen nicht in der Glykogenentleerung sondern eher in der mangelnden Effizienz der aeroben Verwertung von Glucose.

Bei hochintensiven, jedoch intermittierenden Belastungen, wie es bei Spiel- und Mannschaftssportarten der Fall ist, gibt es hingegen einen Vorteil, wenn man während der Pausen Kohlenhydratgetränke zu sich nimmt.

Nicholas et al. (1996) verabreichten ihren Probanden bei einem Shuttle-Run-Test mit anschließender Ausbelastung in den Pausen eine 6,9%ige Kohlenhydratlösung und konnten im Vergleich zur Placebogruppe eine markante Leistungssteigerung von 33% nachweisen. Die Forschergruppe führt dies auf die ineffiziente Ausnützung der Glykogenvorräte und deren schnellere Entleerung durch kurze anaerobe Belastungen zurück.

In der Studie von Winnick und Kollegen (2005) konnte über eine Leistungssteigerung bei hochintensiven, intermittierenden Belastungen hinaus noch eine signifikante Verbesserung der Konzentrationsleistung nachgewiesen werden, was für Sportarten mit hohen Technikanforderungen bei gleichzeitiger intensiver physiologischer Belastung, wie z.B. alle Spiel- und Mannschaftssportarten oder Biathlon, von besonderer Wichtigkeit ist.

In den vorliegenden Studien wurden deshalb meist auch ein Testprotokoll verwendet, bei dem anzunehmen sei, dass die Glykogenreserven entleert werden. Es ist anzunehmen, dass die kontinuierliche Kohlenhydrataufnahme während langer Ausdauerbelastungen eine effektive Maßnahme zur Aufrechterhaltung der Geschwindigkeit bzw. zur Vermeidung eines Leistungsabfalles ist.

In zahlreichen experimentellen Arbeiten (Tab. 4) wurde belegt, dass die Kohlenhydrataufnahme während der Belastung das Aufrechterhalten der Leistung sichert bzw. die Belastungsdauer verlängert. Insbesondere wirkt die zusätzliche Glucoseaufnahme im letzten Drittel einer Ausdauerbelastung leistungsfördernd (Coggan & Swanson, 1992).

Langhans et al. (1992) untersuchten 17 Langstreckenläufer bei einem 46,6 km Lauf. Sie konnten in den ersten 3 Stunden des Laufes keinen Unterschied zwischen der Gruppe mit zusätzlicher Kohlenhydrataufnahme und der Gruppe, die ein kohlenhydratarmes Getränk zu sich nahm, feststellen. Erst in der vierten Stunde gab es einen signifikanten Unterschied sowohl in der Geschwindigkeit (Abb. 7) als auch in der Plasmakonzentration von Glucose.

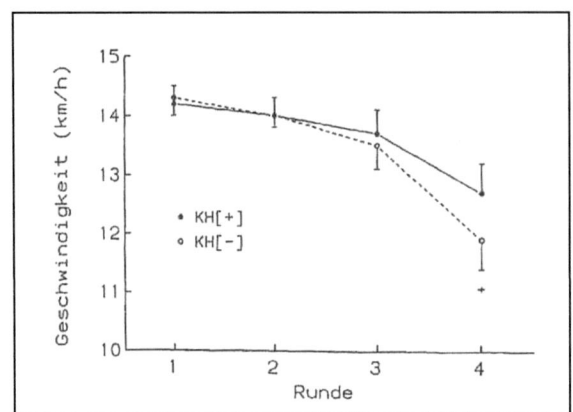

Abb. 7: Verlauf der Laufgeschwindigkeit mit (KH[+]) und ohne (KH[-]) Kohlenhydratsupplementierung (Langhans et al., 1992)

Auch die Testpersonen von Tsintzas et al. (1993) konnten im Zuge eines 30 km Laufs ihre Laufleistung nach Gabe von 5%iger Kohlenhydratlösung leicht verbessern, wobei erst bei den letzten 5 km ein signifikanter Unterschied in der Laufgeschwindigkeit bestand. Die Leistungsverbesserung lag hier nicht in einer insgesamt höheren Geschwindigkeit, sondern darin, dass die Läufer die gewählte Geschwindigkeit länger aufrecht erhalten konnten (Abb. 8).

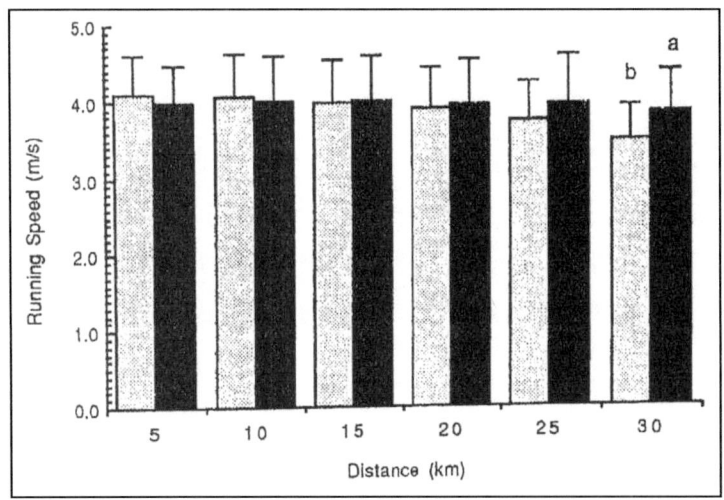

Abb. 8: Verlauf der Laufgeschwindigkeit mit(■)und ohne (□) Kohlenhydratsupplementierung (Tsintzas et al., 1993)

Zu ähnlichen Resultaten kamen auch Meyer et al. (2003), die 14 Radrennfahrer 4 Stunden in einem Feldtest bei einer konstanter Leistung von 70% ihrer Leistungsfähigkeit untersuchten. Zusätzlich zu den Forschergruppen von Langhans (1992) und Tsintzas (1993) variierten sie die Konzentration des Kohlenhydratgetränks zwischen 6% und 12%. Dabei konnte eindeutig gezeigt werden, dass der Blutzucker auf Dauer hoch gehalten werden kann, wenn Kohlenhydrate während der Belastung zugeführt wurden. Gleichzeitig jedoch sank die Konzentration der freien Fettsäuren im Blut drastisch ab. Dieser Effekt war bei der Gruppe, die das 12%ige Kohlenhydratgetränk bekam, umso ausgeprägter. Daraus lässt sich schließen, dass eine hohe Dosis an zugeführten Kohlenhydraten zwar die aerobe Glykolyse ankurbelt, gleichzeitig aber auch die Fettverbrennung herabsetzt, und so keinen direkten glykogensparenden Effekt zu haben scheint.

Earnest et al. (2004) konnten ebenfalls eine Leistungssteigerung in der Endphase eines 64 km Zeitfahrens durch Gabe von Kohlenhydraten während der Belastung nachweisen. Weiters sehen sie die positive Wirkung von der Art der Kohlenhydrate bzw. deren glykämischen Index unabhängig.

In allen bisher erwähnten Studien wurden den Probanden während der Belastung kontinuierlich Kohlenhydrate gegeben, obwohl die Leistungsverbesserung lediglich im letzten Viertel der Belastung zum Tragen kommt. McConell et al. (1996) verglichen die Auswirkungen einer Kohlenhydratsupplementierung während einer 2stündigen Ergometerbelastung mit einer Kohlenhydratgabe der selben Gesamtmenge in den letzten 30 Minuten. Dabei konnte gezeigt werden, dass eine Leistungssteigerung durch kontinuierliche Zufuhr von Kohlenhydraten zu erzielen ist, nicht jedoch, wenn die Gabe in der Endphase des Rennens erfolgt.

2.5.4. Art der Kohlenhydrate

Glucose ist im Körper das einzige Kohlenhydrat, das direkt verstoffwechselt werden kann. Alle andern müssen in Glucose umgewandelt werden und stehen dann erst für die Energiebereitstellung zur Verfügung. Dies lässt annehmen, dass die Gabe von Glucose eine schnellere Verfügbarkeit bewirkt und die Oxidation schneller erfolgt als durch andere Arten von Kohlenhydraten.

Jeukendrup & Jentjens (2000) fassten in ihrer Übersichtsarbeit die unterschiedlichen Oxidationsraten diverser Kohlenhydrate zusammen. Ähnliche Oxidationsraten wurden bei Maltose, Maltodextrin, Saccharose und bei Glucose gefunden. Signifikant niedrigere Oxidationsraten wurden jedoch bei Fructose (20-25% niedriger) und bei Galactose (50% niedriger) gefunden.

Gründe dafür können darin liegen, dass Fructose eine langsamere Absorptionsrate aus dem Gastrointestinaltrakt hat und weiters sowohl Fructose als auch Galactose in der Leber erst in Glucose umgewandelt werden müssen, bevor sie oxidiert werden können.

Unter Ruhebedingungen konnten Duchmann et al. (1997) eine maximale Absorptionsrate exogen zugeführter Glucose von 1,2 bis 1,7 g/min feststellen. Unter Belastung ist dieser Wert auf Grund der eingeschränkten Durchblutung des Verdauungstrakts nicht zu erwarten. Aktuelle Studien (Überblicksarbeit von Jeukendrup & Jentjens, 2000) belegen diese Tatsache und kommen auf eine maximale Oxidationsrate von etwa 1 bis 1,1 g/min.

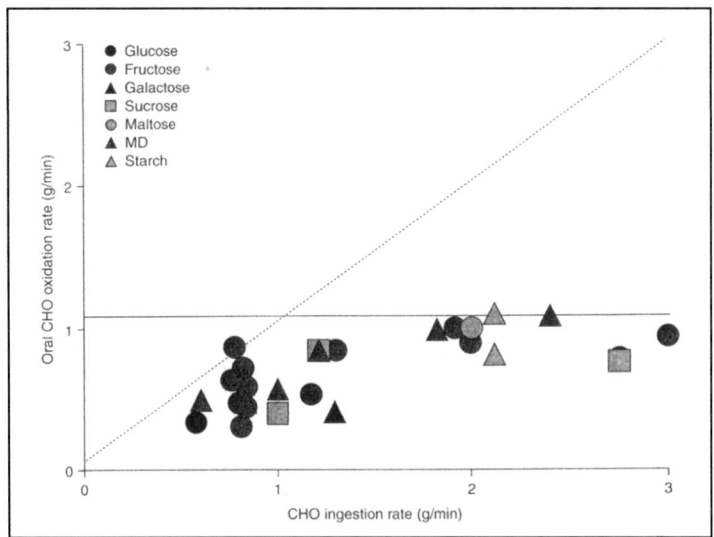

Abb. 9: Maximale Oxidationsraten diverser Kohlenhydrate in Abhängigkeit von der verabreichten Menge (Jeukendrup & Jentjens, 2000)

Höhere Raten wurden auch dann nicht erzielt, wenn die zugeführte Menge bis zu 3,5g/min betrug. Das Levelling Off wird dabei mit etwa 1,8g/min angegeben.

Der limitierende Faktor scheint die Sättigung des natriumabhängigen Glucosetransporters zu sein. Jentjens (2004) sieht diese Sättigung bei maximal 1,2g/min, wobei sie weiters belegen konnten, dass eine Erhöhung der zugeführten Glucosemenge von 1,2 auf 1,8 keine zusätzliche Steigerung der Oxidationsrate bewirkt.

Im Vergleich zur Glucose wird Fructose mittels dem Transporter GLUT-5 aufgenommen. Da bei der Resorption der Fructose keine Konkurrenz mit dem Glucosetransporter entsteht, ist anzunehmen, dass eine kombinierte Gabe eine höhere Absorption und Oxidation bewirken könnte.

Bereits 1994 versuchten dies Adopo et al. zu belegen und verwendeten dazu isotopenmarkierte ^{13}C für Glucose und Fructose. Sie konnten mit einer kombinierten Gabe von Glucose und Fructose zu gleichen Teilen eine Erhöhung der Glucoseoxidation von 21% feststellen.

Zu ähnlichen Werten und zu genaueren Aussagen kamen Jentjens und Kollegen (2004), die zusätzlich auch noch die Beeinflussung des endogenen Kohlenhydrat- und Fettstoffwechsels beobachteten. Auch sie kamen zu einer Erhöhung der exogenen Kohlenhydratoxidation, diesmal jedoch um 55%. Sie konnten durch eine Gabe von 1,2g/min Glucose gemeinsam mit 0,6g/min Fructose eine Oxidationsrate von 1,26g/min nachweisen. Sowohl bei der Zufuhr reiner Glucose mit einer Konzentration von 1,2g/min als auch von 1,8g/min war die Oxidation exogen zugeführter Kohlenhydrate lediglich bei 0,75g/min. Daraus lässt sich schließen, dass extrem hoch dosierte Mengen keine weitere Verbesserung der Oxidationsrate mehr zulassen.

In Abb. 10 ist die relative Verteilung der Substrate unter Belastung dargestellt. Es gibt zwar einen signifikanten Unterschied zwischen der Placebogruppe und der Gruppe, die reine Glucose verabreicht bekam, doch keinen weiteren Unterschied, wenn die Konzentration bei 1,2 (Med-Glu) oder 1,8g/min (High-Glu) lag.

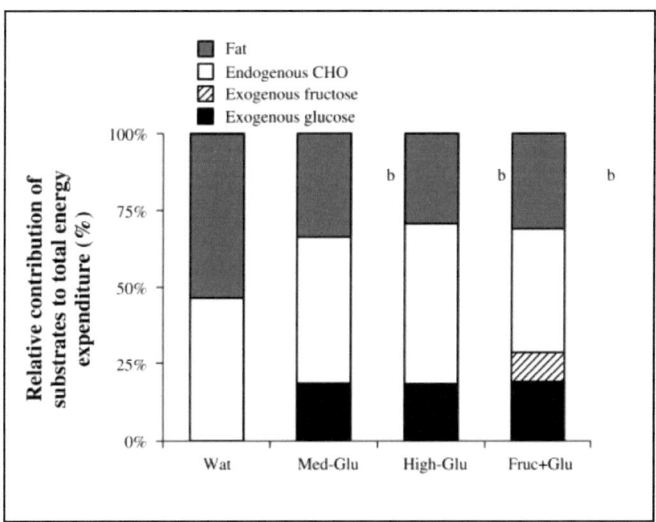

Abb. 10: Relative Substratverteilung unter Belastung durch Gabe verschiedener Konzentrationen und Arten von Kohlenhydraten (Jentjens et al., 2004)

Eine deutliche Auswirkung hat die Gabe von Kohlenhydraten auch auf den Fettstoffwechsel. Wie andere Studien davor auch schon belegen (z.B. Wagenmakers et al., 1993 oder Jeukendrup et al., 1999), unterdrückt eine Kohlenhydratgabe die Oxidation freier Fettsäuren. Der Grund dafür ist die mit dem steigenden Blutzuckerspiegel synchrone Ausschüttung von Insulin, was eine Stimmulierung der Glykolyse in der Muskelzelle und eine Hemmung der

Lipolyse in der Fettzelle bewirkt (Löffler & Petrides, 2003). Die verringerte Oxidation von Fetten geht zu Lasten von Kohlenhydraten, was wiederum zu einem vermehrten Verbrauch von endogenen und exogenen Kohlenhydraten führt.

In der Studie von Jentjens et al (2004) konnte zwar eine bis dahin noch nicht belegbar hohe Oxidationsrate von exogen zugeführten Kohlenhydraten nachgewiesen werden, ein glykogensparender Effekt blieb jedoch aus.

Wallis et al. (2005) gingen diesem Problem nach und versuchten mit einer ähnlichen Testan-ordnung, diesmal aber mit Maltodextrin anstatt Glucose, einen glykogensparenden Effekt zu beweisen. Sie gehen davon aus, dass Maltodextrin eine niedrigere osmotische Wirkung hat und dadurch erst eine höhere Konzentration vom Organismus aufgenommen werden kann. So betrug bei Jentjens et al (2004) die Osmolarität 866 mOsmol/kg und bei Wallis et al. (2005) nur 260 mOsmol/kg. Weiters gehen sie davon aus, dass Maltodextrin zwar ebenso leicht verfügbar ist (Glykämischer Index etwa 95), doch eine niedrigere Ausschüttung von Insulin bewirkt, wodurch die Fettverbrennung weniger unterdrückt werden würde.

Durch Gabe von 1,2g Maltodextrin gemeinsam mit 0,6 g Fructose konnte eine Oxidationsrate exogener Kohlenhydrate von 1,5g/min erzielt werden, was die bis dato erzielten Ergebnisse noch bei weitem übertrifft.

In Abb. 11 sieht man, dass durch Gabe von Maltodextrin die Fettverbrennung zwar auch unterdrückt wird, jedoch nicht in dem Ausmaß, dass endogene Kohlenhydrate vermehrt verbraucht würden. Dieser Effekt und die Oxidationsrate exogen zugeführter Kohlenhydrate war in der Gruppe, die Maltodextrin gemeinsam mit Fructose verabreicht bekamen, noch deutlicher.

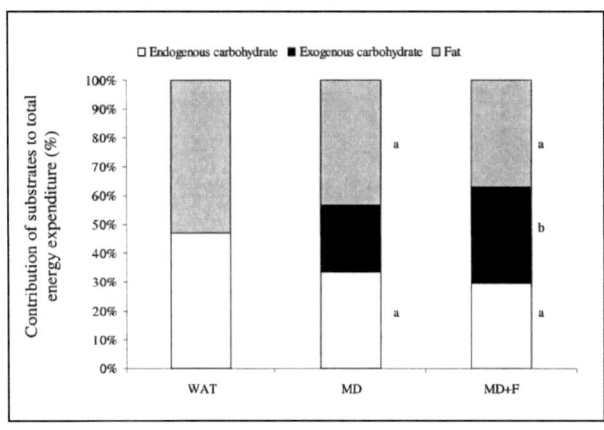

Abb. 11: Relative Substratverteilung unter Belastung durch Gabe von Maltodextrin und in Kombination mit Fructose (Wallis et al., 2005)

Einen weiteren Vorteil in der Kombination von Glucose (bzw. Maltodextrin) und Fructose konnten sowohl Wallis et al. (2005) als auch Jentjens et al. (2004) in ihren Studien feststellen. Die Verträglichkeit von Glucose und Fructose gemeinsam ist höher als die bei einer Gabe der gleichen Menge Glucose alleine. Beide Forschergruppen erfassten über einen Fragebogen die bei der Studie aufgetretenen gastrointestinalen Beschwerden. In der Gruppe, die lediglich Wasser verabreicht bekam, waren quasi keine Beschwerden erkennbar. Je höher die Konzentration an Kohlenhydraten wurde, desto häufiger traten Magenbeschwerden, Übelkeit oder Durchfälle auf, wobei in der Gruppe mit einer sehr hohen Gabe von Glucose bzw. Maltodextrin (1,8g/min) die ernsthaften Beschwerden am höchsten waren.

2.5.5. Kohlenhydrate nach Belastung

Wie bereits ausführlich besprochen, ist das Glykogen das wichtigste Substrat während intensiven bzw. langanhaltenden Ausdauerbelastungen. Seit Bergström et al. (1967) ist bekannt, dass ein zu geringer Speicher eine frühzeitige Ermüdung herbeiführen kann. Deshalb ist es wichtig, die Glykogenspeicher vor dem Training bzw. Wettkampf auf höchstes Niveau zu bringen. Andererseits ist die Regeneration nach dem Training wichtig, da wiederum erst mit vollständig aufgefüllten Glykogenspeichern eine optimale Leistung erzielt werden kann.

Die Resynthese von Glykogen nach Entleerung erfolgt in zwei Phasen, einer Phase unmittelbar nach Beendigung der Belastung, die insulinunabhängig ist und einer verzögerten Phase der Resynthese bis zur vollständigen Auffüllung der Speicher, wofür das Hormon Insulin eine anabole Wirkung hat (Piel et al., 2000). In beiden Fällen ist der limitierende Faktor das Enzym Glycogensynthase.

In den ersten 30 bis 60 Minuten verläuft die Glykogensynthese unabhängig von Insulin, indem die Muskelzellen nach Belastung vermehrt einen belastungsinduzierten Glucosetransporter (GLUT-4) an die Oberfläche der Zellmembran bringen und eine erhöhte Durchlässigkeit für Glucose entwickeln (Ivy & Kuo, 1998). Die Resynthese kann aber nur dann erfolgen, wenn die Glykogenkonzentration unter 128-155 mmol/kg TM abfällt und Kohlenhydrate unmittelbar nach Belastung zur Verfügung stehen.

Nach der ersten Phase der Glykogenresynthese stimuliert Insulin in der Muskelzelle durch die Aktivierung von Proteinkinase B ebenfalls den Glucosetransporter GLUT-4, diese Phase kann mitunter bis zu 48 Stunden dauern. Da dieser Transporter sowohl insulinabhängig als auch unabhängig aktiviert werden kann, ist anzunehmen, dass es hierfür zwei unterschiedliche Pools gibt (Goddyear & Kahn, 1998). Wenngleich diese Signalwege über den Insulinrezeptor bis hin zur Aktivierung der Proteinkinase B relativ gut untersucht und belegt sind, so kennt man doch die Schritte bis hin zur Auslösung der GLUT-4 Translokation noch nicht genau (Löffler & Petrides, 2003).

Insulin scheint neben der Glycogenkonzentration im Muskel, verschiedenen Insulin-Signalmolekülen und anderen Serumfaktoren dennoch der wichtigste anabole Faktor in der Glykogensynthese zu sein (Jentjens & Jeukendrup, 2000).

Wenn keine Kohlenhydrate unmittelbar nach der Entleerung der Glykogenspeicher dem Organismus zur Verfügung stehen, ist die Syntheserate relativ niedrig und beträgt nur 7-12 mmol/kg TM/h (van Hall et al., 2000). Andererseits kann die Wiederauffüllung 20-50 mmol/kg TM/h betragen, wenn ausreichend Kohlenhydrate aufgenommen werden (z.B Bloom et al., 1987 oder Piehl Aulin et al., 2000), wobei auch hier die Syntheserate mit der Menge der aufgenommenen Menge an Kohlenhydraten positiv korreliert.

Bloom et al. (1987) demonstrierten eine Erhöhung der Syntheserate von 9,0 auf 24,8 mmol/kg TM/h (Erhöhung um 150%) innerhalb der ersten 5 Stunden nach Belastungsende, wenn man die konsumierte Menge an Kohlenhydraten von 0,15 auf 0,35 g/kg/h erhöht. Eine weitere Erhöhung auf 0,7 g/kg/h führte zu keiner weiteren Steigerung der Syntheserate.

Eine neuere Studie von Van Loon et al (2000) belegt jedoch eine maximale Syntheserate von 35 mmol/kg TM/h bei einer Gabe von 1,2 g/kg/h. In dieser Studie wurden die Kohlenhydrate in 30-Minuten Abständen konsumiert, die Probanden von Bloom et al. (1987) mussten hingegen nur alle 2 Stunden die Kohlenhydrate zu sich nehmen. Man ist der Meinung, dass durch längere Zeitintervalle die Blutglucose, aber auch der Insulinspiegel nicht dauerhaft erhöht bleiben und so die Glykogenresynthese verzögern.

Bei den oben vorgestellten Studien handelt es sich bei den Ergebnissen um Durchschnittwerte über die ersten 5 Stunden nach Entleerung der Glykogenspeicher. Es ist anzunehmen, dass auf Grund der schnellen und verzögerten Resynthese die Syntheserate in den ersten 2 Stunden höher ist. Piehl Aulin et al. (2000) unterschieden die Syntheserate in den ersten zwei Stunden von jener zwischen der zweiten und vierten Stunde und fanden eine deutlich höhere Resynthese innerhalb der ersten Stunden. Weiters konnten sie herausfinden, dass eine Gabe von höhermolekularen Kohlenhydraten die Resynthese positiv beeinflussen kann (Abb. 12). Sie sehen in der niedrigeren Osmolarität eine verbesserte Absorptionsrate und dadurch eine bessere Ausnützung der insulinunabhängigen Resynthese.

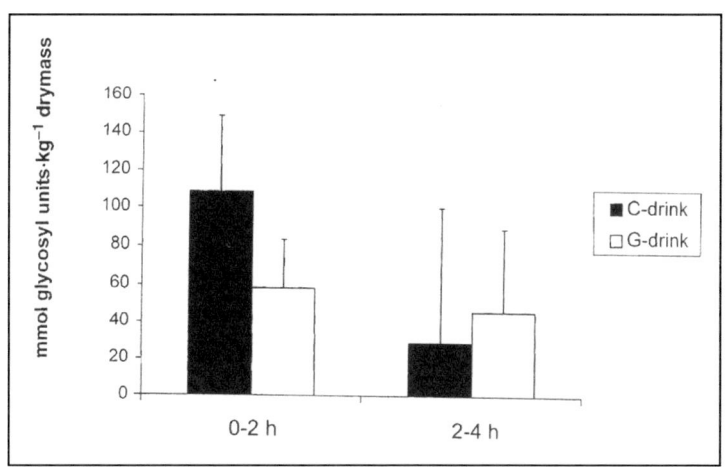

Abb. 12: Muskelglykogen Resynthese in den ersten 2 und 4 Stunden nach Belastung (Piel Aulin et al., 2000)

Auch der glykämische Index scheint eine bedeutende Rolle in der Resynthese von Glykogen zu haben. Kiens et al. (1990) verglichen die Syntheserate nach Einnahme von einer kohlenhydratreichen Mahlzeit mit hohem und niedrigem GI. Der Plasmainsulinspiegel war in der Gruppe mit hohem GI um fast 100% höher, obwohl der Blutzuckerspiegel in beiden Gruppen relativ gleich war. Dies resultierte in einer 61%igen Erhöhung (von 24 auf 40 mmol/kg TM/h) der Syntheserate.

Da Insulin sowohl die Glukoseaufnahme in die Muskelzelle fördert als auch das geschwindigkeitsbegrenzende Enzym Glykogensynthase aktiviert, scheint es naheliegend, in der Regenerationsphase den Plasmaspiegel hoch zu halten. Einerseits wäre dies durch eine Gabe von Kohlenhydraten mit hohem glykämischen Index, möglich andererseits könnte man eine Insulinausschüttung auch mit glukogenen Aminosäuren bewirken.

Van Loon et al. (2000) erzielten durch die Gabe eines insulinotropen Aminosäurenmixes gemeinsam mit 0,8g/kg/h Glucose eine verbesserte Glykogenresynthese von 16,6 auf 35,4 mmol/kg TM/h im Vergleich zu Glucose. Sie führen dies alleinig auf die höher gemessene Insulinausschüttung zurück. Zu bedenken sei aber, dass eine Erhöhung der Glucosegabe von 0,8 auf 1,2 g/kg/h allein eine ähnliche Auswirkung auf die Syntheserate hat. Jentjens et al. (2001) konnten keine Erhöhung der Syntheserate feststellen, wenn die Glucosemenge sehr hoch ist (1,2 g/kg/h). Sie sehen den Insulinspiegel nicht als den einzigen limitierenden Faktor in der Glykogenresynthese, sondern eher die Menge an Kohlenhydraten, die unmittelbar nach Belastung zugeführt werden.

Einen positiven Effekt auf die Glykogenresynthese konnten auch Ivy et al. (2002) in einer aktuellen Studie belegen. Auch sie gaben eine relativ geringe Menge an Kohlenhydraten (0,75 g/kg/h) gemeinsam mit Proteinen (0,35 g/kg/h), was laut Jentjens et al. (2001) kein aussagekräftiger Beweis ist. Erstaunlicherweise konnten sie aber eine beachtliche Steigerung der Resynthese in den ersten 40 Minuten nach Belastung von 50% im Vergleich zu reinen Kohlenhydraten bewirken. Obwohl sie dafür keine Begründung geben konnten, sehen sie in proteinangereicherten Getränken einen potentiellen Faktor für Sportler, die innerhalb kürzester Zeit ihre Glykogenreserven auffüllen müssen.

Ungeachtet dessen, dass Proteine keinen direkten Einfluss auf die Glykogenresynthese zu haben scheinen bzw. noch detaillierte Ergebnisse fehlen, besteht dennoch ein Vorteil darin, sie unmittelbar nach Belastung zuzuführen, da auch die Proteinbiosynthese in den ersten Stunden erhöht ist und die Nettoproteinbalance positiv beeinflusst werden kann (Rasmussen et al., 2000). Näheres in Abschnitt „Proteine im Ausdauersport".

Jentjens & Jeukendrup (2003) vermuten in ihrer Übersichtsarbeit, dass die maximale Syntheserate bei einer Kohlenhydratsupplementation von etwa 1,2 g/kg/h liegt. Sie geben aber zu bedenken, dass unterschiedliche Einnahmeintervalle, Arten von Kohlenhydraten, der Trainingszustand des Sportler sowie der Zeitraum, in dem die Syntheserate kalkuliert wird, die tatsächliche Rate stark beeinflussen. Wichtig ist jedenfalls, dass die Wiederauffüllung der Glykogenspeicher so rasch als möglich über Kohlenhydratgetränke (vorzugsweise mit Maltodextrin) mit einem hohen glykämischen Index und niedriger Osmolarität geschieht.

3. Fette

Unter dem Begriff „Fette" oder „Lipide" wird eine, unter chemischen Gesichtspunkten gesehen, inhomogene Stoffgruppe verschiedener Substanzen beschrieben, die jedoch Gemeinsamkeiten hinsichtlich ihrer physikalisch-chemischen Eigenschaften aufweisen.

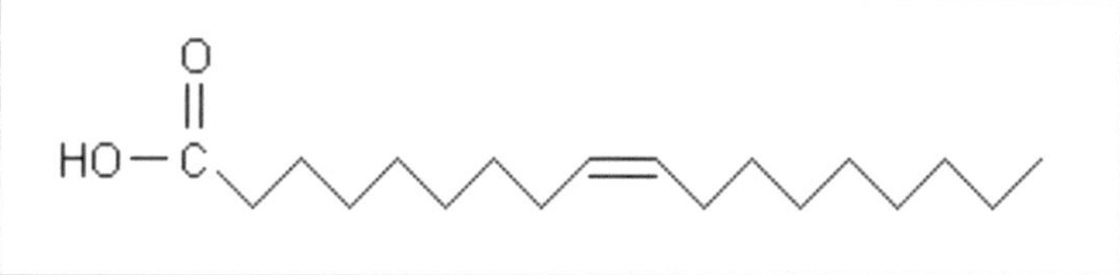

Abb. 13: Strukturformel Fettsäure am Beispiel Ölsäure (http://de.wikipedia.org)

Hauptcharakteristika der Fettsäuren sind Kettenlänge und Sättigungsgrad des Moleküls. Beide Merkmale sind maßgebend für die physikalischen Eigenschaften sowie für die biochemischen Funktionen der Fettsäuren und darüber hinaus für die der Fette.

Fettsäuren mit einer Kettenlänge bis zu 4 C-Atomen werden als kurzkettige Fettsäuren (z.B. Buttersäure), solche mit 6 bis 12 Atomen im Molekül als mittelkettige (z.B. Capryl- oder Laurinsäure) und die mit mehr als 12 C-Atomen als langkettige Fettsäuren (z.B. Ölsäure; siehe Abb. 13) bezeichnet.

Sind die Valenzen aller im Molekül befindlicher C-Atome mit H-Ionen gesättigt, so sind keine Doppelbindungen enthalten; die Fettsäuren werden als gesättigte Fettsäuren bezeichnet. Weist das Molekül nur eine Doppelbindung auf, so liegt eine einfach ungesättigte Fettsäure, auch Monoenfettsäure genannt, vor. Fettsäuren mit zwei oder mehr Doppelbindungen werden als mehrfach ungesättigte Fettsäuren oder auch Polyenfettsäuren bezeichnet.

Fette lösen sich in organischen Lösungsmitteln (z.B. Chloroform oder Diethylether) und sind in Wasser unlöslich. Je niedriger der Sättigungsgrad des Fettes ist, desto niedriger liegt auch dessen Schmelzpunkt. Deshalb sind auch pflanzliche Öle bei Raumtemperatur im flüssigen Aggregatzustand. Natürliche Fette und Öle sind Gemische aus verschiedenen Triglyceriden (Elmadfa & Leizmann, 1998).

Der menschliche Körper ist generell in der Lage, selbst Fettsäuren zu synthetisieren. Dennoch ist der Organismus von zwei speziellen Fettsäuren (Linol- und α-Linolensäure) abhängig, die über die Nahrung zugeführt werden müssen. Die Essentialität wird damit begründet, dass diese Fettsäuren ein Hauptbestandteil von Membranlipiden sind, Bedeutung für die Zellintegrität und Gehirnentwicklung haben und ihnen eine wichtige Funktion in Nervenzellen und beim Sehvorgang zugeschrieben wird.

3.1. Vorkommen

Öle, die reich an essentiellen Fettsäuren sind, sind zum Beispiel Leinsamen-, Distel- oder Hanföl.Alle gesättigten Fettsäuren finden sich in den natürlichen Fetten wobei tierische Fette fast ausschließlich gesättigte Fette aufweisen. Von den ungesättigten Fettsäuren der natürlichen Fette stellen jene der C18-Kettenlänge den größten Anteil dar und kommen vorwiegend in pflanzlichen Fetten vor (Tab. 8). Öle, reich an essentiellen Fettsäuren sind zum Beispiel Leinsamen-, Distel- oder Hanföl.

Nahrungsfett	GFS (g/100g)	MFS (g/100g)	PFS (g/100g)
Butter	62	31	2
Schweineschmalz	41	45	10
Rindertalg	40	48	3
Lachs	18	31	33
Lebertran	17	47	30
Kokosfett	90	7	2
Olivenöl	14	72	12
Rapsöl	5	71	24
Sesamöl	15	38	46
Maiskeimöl	16	31	53
Distelöl	10	14	76

Tab. 8: Fettgehalt ausgewählter Öle (Elmadfa, 2004)

3.2. Stoffwechsel

Voraussetzung für den Angriff durch Enzyme ist eine mechanische Emulgierung. Durch die Emulgierung wird das Fett besser verdaut und absorbiert. Sie setzt im Duodenum unterhalb der Stelle an, wo Pankreassaft und Gallensekrete einmünden (Papilla duodeni minor bzw. vateri). Pankreassaft und Darmsekrete enthalten Lipasen, die Triglyceride in Fettsäuren, Diglyceride, Monoglyceride und Glycerin spalten. Die Absorption der Fette ist besonders kompliziert, da ihre lipidlöslichen Bestandteile in eine wasserlösliche Form überführt werden müssen. Der Vorgang findet primär in den oberen Abschnitten des Dünndarms statt.

Das feine Fettemulgat gelangt als Mizellen durch einfache Diffusion in die Mucosazelle, wo die Fettsäuren wieder zu Triglyceriden reverestert werden, die wiederum mit dem Apolipoprotein B_{48} assoziieren und so Chylomikronen bilden, die schlussendlich durch Exozytose von den Enterozyten in die Lymphe abgegeben werden. Der größte Teil der absorbierten Fette zirkuliert im Organismus über den Hauptlymphweg und ein kleiner Teil, meist kurz- und mittelkettige Fettsäuren, wird durch die Pfortader zur Leber transportiert.

Die Triglyceride werden im Blutplasma in Form von Lipid-Protein-Komplexen (Lipoproteinen) transportiert. Auf Grund der Dichte, des Partikeldurchmessers, der chemischen Zusammensetzung, des Entstehungsortes, der einwirkenden Enzyme und der bekannten Funktionen wird zwischen vier Lipoprotein-Fraktionen unterschieden: den Chylomikronen, den Lipoproteinen sehr geringer Dichte (VLDL), den Lipoproteinen geringer Dichte (LDL) und den Lipoproteinen hoher Dichte (HDL).

Die Chylomikronen und VLDL transportieren Triglyceride zu den peripheren Geweben, wo sie entweder gespeichert oder verstoffwechselt werden. LDL transportiert Cholesterinester und Phospholipide zu den peripheren Zellen und HDL liefert das Cholesterin und die Phospholipide wieder zurück zur Leber.

Freie, also nicht veresterte Fettsäuren, die zur Energiegewinnung in die Zelle geschleust werden können, werden hingegen an Serumalbumin gebunden transportiert (Elmadfa & Leizmann, 1998).

Die meisten Zellen des Organismus sind imstande, Triglyceride zu speichern (intrazelluläre Fette), allerdings überwiegend in relativ geringen Mengen. Sie dienen hier neben dem Glykogen als rasch verfügbare Energiespeicher unter körperlicher Belastung (Martin et al., 1993). Obwohl die Größe des muskulären Triglyceridpools gemessen an den Depots des Fettgewebes gering ist, dürfte ihr Vorteil in einer effizienteren Metabolisierung bei Muskelaktivität liegen. Die Menge der endogenen Fettreserven der Muskulatur wird auf etwa 250 bis 400 g (entsprechend ca. 2250 bis 3600 kcal resp.~9,4 bis ~15,1 MJ) geschätzt (Horowitz & Klein, 2000). Ähnlich wie der Glykogenspeicher der Muskulatur sind auch die muskulären Triglyceriddepots abhängig von der Ernährung, der Muskelfaserzusammensetzung, und dem Trainingszustand. Jeukendrup et al. (1998) vermuten daher, dass die muskulären Fettreserven bei ausdauertrainierten Personen (unter anderem aufgrund der höheren Muskelmasse) bis zu 600 g (5400 kcal entsprechend ~22,6 MJ) betragen könnten.

Es wird zwischen intermuskulären Adipocyten (i.e. zwischen den Muskelfasern lokalisierten Fettzellen) und intramuskulären Fetttröpfchen unterschieden, wobei insbesondere letztere von Bedeutung sein dürften. Der physiologische Vorteil der intramuskulären Triglyceride ergibt sich aus der unmittelbaren Nähe zu den Mitochondrien (Abb. 14). Durch die direkte mito-chondriale Berührungsfläche entfallen mögliche Barrieren beim Transport von aus dem Fettgewebe stammenden Fettsäuren zur Muskulatur. Die intramuskulären Lipiddepots sind somit besser verfügbar und ermöglichen einen schnelleren Zugriff als die Triglyceride des Fettgewebes. Verantwortlich für die Lipolyse im Muskel ist die muskuläre hormonsensitive Lipase. Über die zugrunde liegenden Regulationsmechanismen ist wenig bekannt. Vieles deutet auf eine gewebsspezifische hormonelle (ebenfalls durch Catecholamine erfolgende) Stimulation der Lipolyse hin. Zudem dürfte der Abbau der intramuskulären Triglyceridspei-cher aber auch durch lokale Mechanismen (wie der Stimulierung des Muskels zur Kontrakti-on) kontrolliert werden (Löffler & Petrides, 2003).

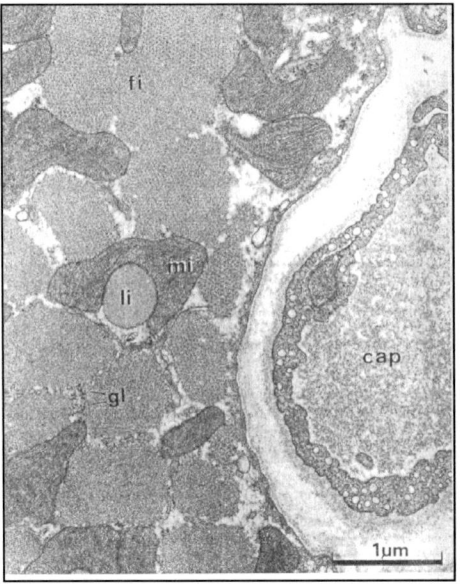

Abb. 14: Anlagerung eines Lipidtröpfchens (li) an ein Mitochondrium (mi) im Elektronenmikroskop (Vogt et al., 2003)

Einen besonders umfangreichen Energiespeicher stellen die Triglyceride des Fettgewebes dar. Fettzellen sind auf die Triglyceridsynthese und –speicherung spezialisierte Zellen; bei ihnen machen Triglyceride etwa 95% der Zellmasse aus. Die gespeicherten Triglyceride werden bei

Bedarf durch Lipasen zu Glycerin und Fettsäuren gespalten. Dieser Vorgang wird als Lipolyse bezeichnet.

Glycerin wird überwiegend von der Leber, in geringerem Umfang auch von den Mucosazellen des Intestinaltraktes verwertet. Dabei wird es erst durch das Enzym Glycerokinase phosphoryliert und dann ATP-abhängig mittels α–Glycerophosphatdehydrogenase oxidiert und als Dihydroxyacetonphosphat in die Glykolyse bzw. Glukoneogenese eingeschleust.

Die Konzentration der freien Fettsäuren stellt im Plasma einen bestimmenden Faktor für die Rate der Fettsäureoxidation dar. Die Höhe der Konzentration hängt primär von der Lipolyserate, der Reveresterungsrate sowie der Aufnahme der freien Fettsäuren in die Muskulatur ab. Die Fettsäurekonzentration unter körperlicher Belastung steigt zunächst an, während sie mit zunehmender Belastungsintensität wieder sinkt. Letzteres erklärt den Rückgang der Oxidation der freien Fettsäuren zugunsten von Kohlenhydraten. Neben den physiologischen Einflussvariablen kann die Konzentration der freien Fettsäuren auch durch die Ernährung beeinflusst werden. Sowohl eine fettreiche Ernährung als auch Fasten erhöhen neben den triglyceridreichen Lipoproteinen auch die freien Fettsäuren im Plasma.

Die durch die Lipolyse freigesetzten Fettsäuren sind für die meisten Gewebe ein gutes Substrat zur Deckung ihres Energiebedarfes. Eine Ausnahme machen die Zellen des Zentralnervensystems sowie die ausschließlich auf Glykolyse eingestellten Zellen des Nierenmarks und die Erythrozyten. Da die Enzyme der β-Oxidation der Fettsäuren ausschließlich im mitochondrialen Matrixraum lokalisiert sind, müssen die Fettsäuren mittels des Carnitin-Shuttle durch die Mitochondrienmembran transportiert werden. Eine genauere Abhandlung ist im Kapitel „Carnitin im Ausdauersport" zu finden.

Da Fettsäuren chemisch relativ reaktionsträge Moleküle sind, müssen sie vor ihrem Abbau zunächst in einer ATP-abhängigen Reaktion zu einem Zwischenprodukt, dem Acyl-Coenzym A, aktiviert werden. Erst dann können die vier Einzelreaktionen der β-Oxidation aktiv werden. Am Ende der Reaktionen entstehen Acetyl-Coenzym A, das in den Citratzyklus eingeschleust werden kann und eine um zwei C-Atome verkürzte Fettsäure, die erneut die β-Oxidation durchlaufen kann.

Wird zum Beispiel ein Mol Stearinsäure, eine gesättigte Fettsäure mit 18 Kohlenstoffatomen, vollständig abgebaut, so entstehen durch die β-Oxidation insgesamt 42 Mol ATP. Durch den Abbau der 9 gewonnenen Acetyl-CoA werden im Citratzyklus und in der Atmungskette noch einmal jeweils 12 Mol ATP gewonnen, was im energetischen Idealfall eine Gesamtsumme von 148 Mol ATP ergibt. Eine genaue Auflistung ist in Tab. 9 zu finden.

Schritt der β-Oxidation	Gebildete Reduktions-äquivalente	Bilanz der energiereichen Phosphate (Maxmalwerte)
Stearinsäure → Stearoyl-CoA		-2
Stearoyl-CoA → 9 Acetyl-CoA	$8\,NADH^+ + 8\,FADH_2$	24 + 16
9 Acetyl-CoA → 18 Co_2 + 18 H_2O	$27\,NADH^+, 9\,FADH_2$	9 + 81 + 18

Tab. 9: Maximale Energieausbeute bei der β-Oxidation von Stearinsäure (Löffler & Petrides, 2003)

3.3. Regulation des Fettstoffwechsels unter Belastung

Die in Abb. 15 dargestellten Zusammenhänge zwischen Substratoxidation und Arbeitsleistung führen zu der Frage nach den Signalen, die für die Auswahl der jeweiligen Substrate benötigt werden.

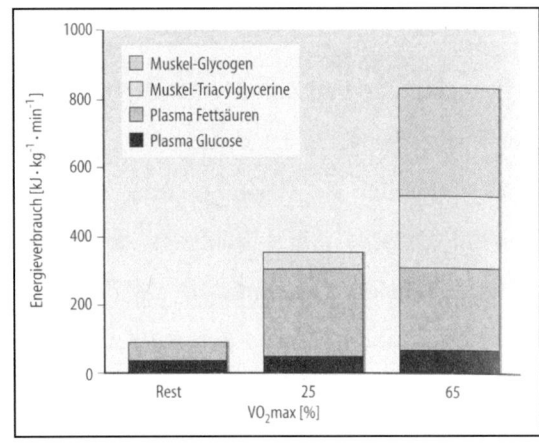

Abb. 15: Substratbereitstellung unter Belastung (Löffler & Petrides, 2003)

Während körperlicher Aktivität sinkt die Konzentration des Insulins, das als generell anabol wirkendes Hormon die Speicherung von Fett in Form von Triglyceriden stimuliert und deren Abbau blockiert. Im Gegenzug steigen die Blutkonzentrationen einer Reihe von katabol wirksamen Hormonen. Eine herausragenden Stellung nehmen dabei die Catecholamine ein; aber auch Glucagon spielt eine bedeutende Rolle. Die Sekretion dieser Hormone wird zumindest zu einem Teil durch die Blutglucosekonzentration gesteuert. Beispielsweise stimuliert ein Abfall der Glucosekonzentration im Blut die Sekretion von Glucagon, während ein Anstieg der Blutglucose den wichtigsten physiologischen Reiz für die Auslösung der Insulinsekretion darstellt. Die Einnahme von kohlenhydratreichen Mahlzeiten vor der

Arbeitsleistung ändert die Verhältnisse insofern dramatisch, als unter diesen Bedingungen die Insulinkonzentration ansteigt und damit eine Reihe von Stoffwechseländerungen auslöst. Von größter Bedeutung in diesem Kapitel ist hierbei, dass Insulin die Lipolyse im Fettgewebe sowie die Glycogenolyse in der Leber und Skelettmuskulatur hemmt. Dies führt dazu, dass ein großer Teil der aufgenommenen Kohlenhydrate vom Muskel aufgenommen und gleich oxidiert wird.

Darüber hinaus stehen das Nervensystem und das überwiegend hierarchisch angeordnete Hormonsystem auch bei der Einstellung auf eine neue Leistungshomöostase eng miteinander in Verbindung. Sowohl die Aktivität des Sympathikus als auch die Plasmakonzentration der Catecholamine steigen mit zunehmender Belastungsintensität exponentiell an. Weitere Hormone, die zur Steigerung der Lipolyse beitragen, sind die Schilddrüsenhormone, die Glucocorticoide (allen voran Cortisol), auf hypothalamischer Ebene das adrenocorticotrope Hormon (ACTH) sowie ferner das somatotrope Hormon (Löffler & Petrides, 2003).

3.4. Ergogene Wirkung von Fetten

Angesichts der quantitativ in ausreichendem Maße vorhandenen endogenen Fettreserven mag es zunächst widersprüchlich erscheinen, zusätzlich vor oder während langandauernder physischer Belastungen Fett zuzuführen. Die Argumentation für eine Supplementierung von Fett ist allen voran darin begründet, als dadurch die Plasmafettsäurekonzentration als eine wesentliche Determinante für die Fettoxidationsrate erhöht und damit der Zugriff auf die geringer dimensionierten Kohlenhydratdepots vermindert werden soll. Durch die Schonung der Glykogenspeicher des Organismus und einer in Folge verlängerten Verfügbarkeit der Kohlenhydrate kann Ermüdungserscheinungen vorgebeugt werden. Mit dem Ziel einer Energiesubstitution kann eine Zufuhr von Fett prinzipiell in Form von Triacylglyceriden mit langkettigen Fettsäuren (LCT) oder mittelkettigen Fettsäuren (MCT) erfolgen.

Neben dem Carboloading als Auffüllen der muskulären Glykogenspeicher kann auch ein Fatloading als Auffüllen der intramuskulären Triglyzeriden betrieben werden. In Studien werden sehr unterschiedliche Protokolle verwendet. Entweder es hantelt sich um Fett-Diäten über Tage bis Wochen mit einem hochprozentigen Anteil an Fett in der täglichen Ernährung, der prozentuale Energieanteil an Fett liegt dabei etwa bei rund 60 bis 70 Energieprozent, oder es wird eine stark fetthaltige Mahlzeit unmittelbar vor einer Belastung eingenommen. Bei einer mehrtägigen bis mehrwöchigen Fettdiät sind natürlich entsprechend andere Resultate zu erwarten als wenn nur eine Fettmahlzeit eingenommen wird (Tab. 10).

Studie	Prob.	Dauer	Int./LF	Dosis		Ergebnis
O'Keeffe et al., 1989	7 ♀	7d	80%	59%	–	Keine Leistungsverbesserung
Simonsen et al., 1991	12 ♂, 10 ♀	28d	90%	43%	–	Keine Leistungsverbesserung
Williams et al., 1992	12 ♂, 6 ♀	7d	71%	48%	–	Keine Leistungsverbesserung
Sherman et al., 1993	6 ♂	7d	80%	46%	–	Keine Leistungsverbesserung
Lambert et al., 1994	5 ♂	14d	60%	67%	+	Verbesserte Leistung (Dauer)
Muoio et al., 1994	6 ♂	7d	75-80%	38%	+	Verbesserte Leistung (Dauer)
Pitsiladis et al., 1996	6 ♂	7d	85%	44%	–	Keine Leistungsverbesserung
Starling et al., 1997	7 ♂	1d	65%	94%	–	Keine Auswirkung auf Glykogen, geringere Leistung bei Time Trial
Helge et al., 1998	15 ♂	14d	69%	62%	–	Ähnliche Leistungsverbesserung sowohl bei Fett als auch bei Kohlenhydraten
	15 ♂	28d	72%	62%	–	
Whitley, et al., 1998	8 ♂	1d	70%	74%	–	Keine Leistungsverbesserung
Pitsiladis & Maughan, 1999	7 ♂	7d	70%	80-90%	–	Keine Leistungsverbesserung
	7 ♂	3d	70%	65%	–	
Pogliaghi & Vercsteinas, 1999	14 ♂	28d	71%	55%	–	Keine Leistungsverbesserung
Goedecke et al., 1999	16 ♂	15d	75-80%	69%	–	Keine Leistungsverbesserung

Burke et al., 2000	8 ♂	5d	70%	68%	+	Geringfügig höhere Leistung bei Time Trial
Horvath et al., 2000	12 ♂, 13 ♀	28d	80%	44%	−	Keine Leistungsverbesserung
Lang et al., 2001	7 ♂	6d	65%	69%	+	Höhere Leistung bei Time Trial
Carey et al., 2001	7 ♂	6d	65%	69%	−	Keine Leistungsverbesserung
Helge et al., 2001	13 ♂	49d	68%	62%	+	Verbesserter aerober Stoffwechsel
Lambert et al., 2001	7 ♂	10d	70%	65%	+	Höhere Leistung bei Time Trial
Lukaski et al., 2001	3 ♂	28d	75-80%	55%	−	Keine Leistungsverbesserung
Rowlands & Hopkins, 2002	7 ♂	14d	50-90%	66%	−	Keine Leistungsverbesserung
Burke et al., 2002	7 ♂	5d	70%	68%	−	Keine Leistungsverbesserung
Vogt et al., 2003	11 ♂	35d	20-75%	53%	−	Keine Leistungsverbesserung
Zderic et al., 2003	6 ♂	2d	50%	60%	+	Erhöhte Fettverbrennung

Tab. 10: Studienvergleich: Effekte einer fettreichen Diät auf die Leistungsfähigkeit

Da die Fettvorräte sehr groß sind und die regulierende Funktion der Ernährung vor allem in der Wiederauffüllung und Konstanterhaltung der Glykogendepots liegt, wird dem Fettstoffwechsel eher wenig Beachtung geschenkt. Es liegen aber Studien vor, die einen positiven Einfluss fettreicher Diäten auf die Ausdauerleistungsfähigkeit nachgewiesen haben (z.B. Lambert et al., 1994 oder Zderic et al.,2004). Eine mehrwöchige, fettangereicherte Ernährung erhöht die intramuskulären Triglyzeride und die ß-Hydroxyazetyl-Co-A Dehydrogenase-Aktivität, ein Enzym der β-Oxidation, im Vergleich zu einer kohlenhydratreichen Diät (Hoppeler er al, 1999). Die Konzentration der im Plasma zirkulierenden Fettsäuren wird erhöht. Ebenfalls wird der Kohlenhydratstoffwechsel beeinflusst: Eine zu fettreiche Ernährung kann zu einer deutlichen Abnahme der intramuskulären Glykogendepots in den Typ I-

Fasern führen. Andererseits nimmt während einer Ausdauerbelastung von mittlerer Intensität der Muskelglykogengehalt weniger rasch ab als mit einer Kohlenhydratdiät. Die Dauer der fettreichen Ernährung (Lambert et al., 1994), die prozentuale Verteilung von Fett und Kohlenhydraten und der Trainingszustand (Helge et al., 1996) beeinflussen den Effekt einer fettreichen Ernährung auf die Ausdauerleistung entscheidend.

3.4.1. Kurzfristige Anpassung an eine fettreiche Diät

Eine kurzfristige fettreiche Ernährung im Sinne einer einzigen Mahlzeit vor einer Belastung von mittlerer Intensität führt nur zu einer erhöhten Fettoxidation, aber nicht zu einer verbesserten Ausdauerleistung (Okano et al., 1998). In deren Studie nahmen zehn Ausdauertrainierte entweder eine isokalorische, kohlenhydratreiche Mahlzeit (79% Kohlenhydrate, 10% Fett und 11% Eiweiß) oder eine fettreiche Mahlzeit (30% Kohlenhydrate, 61% Fett und 9% Eiweiß) 4 h vor einer Ausdauerbelastung auf dem Rad (120 min 65% VO_2max) ein. Nach dieser Belastung wurde die Intensität auf 80% VO2max erhöht. In einem zweiten Versuch nahmen die selben neun Ausdauertrainierten entweder eine isokalorische kohlenhydratreiche Mahlzeit (58% Kohlenhydrate, 31% Fett und 11% Eiweiß) oder eine fettreiche Mahlzeit (30 % Kohlenhydrate, 61% Fett und 9% Eiweiß) 4 h vor einer Ausdauerbelastung auf dem Rad (120 min 67% VO2max) ein. Nach dieser Belastung wurde die Intensität auf 78% VO2max erhöht. Die fettreiche Ernährung vor der Belastung hatte keinen Einfluss auf die Ausdauerleistung, weder bei 80% noch bei 78% VO2max.

Starling et al.(1997) haben den Einfluss der Ernährung während 12 Stunden und im Anschluss den Verlauf der Wiederauffüllung der intramuskulären Triglyceride untersucht. Sieben Ausdauertrainierte mussten während 120 Minuten bei 65% VO2max Rad fahren und so ihre intramuskulären Speicher abbauen. Während den nächsten 12 Stunden wurde entweder eine isokalorische kohlenhydratreiche Ernährung (83% Kohlenhydrate) oder eine fettreiche Ernährung (68% Fett) eingenommen. Am nächsten Tag folgte ein Time Trial (1600 kJ). Die unterschiedliche Ernährung führte zu keiner Konzentrationsänderung der Muskeltriglyzeride oder des Muskelglykogens vor oder nach dem Time Trial. Die Versuchspersonen brauchten nach der fettreichen Ernährung mehr Zeit als nach der kohlenhydratreichen Ernährung, dafür war aber die Konzentration an intramuskulären Triglyzeriden bei der fettreichen Ernährung 24 h nach der Belastung um 36% höher als bei der kohlenhydratreichen Ernährung (Tab. 11).

	Substrat	Pre-Exe	Post-Exe	24h Post-Exe
Triglyceride	Hi-CHO	$33,0 \pm 2,3$	$30,9 \pm 2,4$	$27,5 \pm 2,1$
	Hi-Fat	$37,0 \pm 2,1$	$31,8 \pm 1,6$	$44,7 \pm 2,4$
Glykogen	Hi-CHO	571 ± 38	241 ± 36	549 ± 38
	Hi-Fat	599 ± 41	285 ± 22	327 ± 21

Tab. 11: Intramuskuläre Konzentration von Triglyceriden und Glykogen (mmol/kg TM) vor, unmittelbar nach und 24 Stunden nach Belastung (Starling et al., 1997)

Die Forscher belegen damit die Wichtigkeit der kohlenhydratreichen Ernährung nach Entleerung der Glykogenspeicher, weisen aber darauf hin, dass auch die intramuskulären Fette aufgefüllt werden müssen und deshalb es wichtig sei, dem Körper die dementsprechenden Substrate zur Verfügung zu stellen.

Zderic et al. (2003) konnten nach einer fettreichen Diät für zwei Tage ebenfalls eine erhöhte Konzentration der intramuskulären Triglyceride feststellen. Weiters verabreichten sie den Probanden Acipimox, einer Substanz, welche die Lipolyse im subkutanen Fettgewebe hemmt, um so die tatsächliche Oxidationsrate der intramuskulären Triglyceride festzustellen. Das Ergebnis zeigte, dass bei einer relativ niedrigen Intensität von 50% VO_2max eine signifikant höhere Oxidation von Fetten aus den intramuskulären Depots stammet als vom subkutanen Depotfett. Sie sehen darin den Beweis dafür, dass für eine erhöhte Fettoxidation hauptsächlich die intramuskulären Fette verantwortlich sind.

Zu interessanten Ergebnissen kommen auch Whitley et al. (1998), die durch eine einmalige fettreiche Kost vor Belastung im Vergleich zu einer kohlenhydratreichen zwar enorme Unterschiede in den Blutkonzentrationen von Glucose, freien Fettsäuren, Glycerin, Ketonkörpern, Insulin, Adrenalin und Wachstumshormonen feststellen konnten, eine Änderung in der Leistungsfähigkeit jedoch nicht. Sie sehen den menschlichen Stoffwechsel für ein sehr stabiles System an, das eine sehr große Anpassung an die zur Verfügung stehenden Substrate hat.

Hält die Dauer der fettreichen und kohlenhydratarmen Ernährung länger als 24 Stunden an, sinkt der Glykogenspiegel deutlich unter das Normalniveau ab (Helge et al., 1998). Auch Pitsiladis & Maughan (1999) sehen keine Leistungsverbesserung durch eine dreitägige fettreiche Ernährung. Im Gegenteil, die Leistung bei 70% der maximalen Leistungsfähigkeit bis zur Erschöpfung war signifikant niedriger. Sie sehen den Grund dafür alleinig in der geringeren Ausgangskonzentration des Gylkogens. Weiters verglichen sie die Leistung auch bei kühlen (10° C) und heißen (30° C) Temperaturen, wobei ein niedriger Glykogenspiegel vor allem bei tiefen Temperaturen noch größere Leistungseinbußen bewirkte.

In allen bisher erwähnten Studien konnte zwar deutlich ein Trend zu einer erhöhten Fettverbrennung nach einer fettreichen Ernährung gezeigt werden, dieser Vorteil konnte jedoch auf Grund der geringeren Kohlenhydratreserven keine direkte Leistungsverbesserung bewirken. Burke et al. (2002) verabreichten deshalb ihren Probanden erst eine 5tägige fettreiche Kost und anschließend einen Tag lang eine kohlenhydratreiche, um die Glykogenspeicher wieder aufzufüllen. Bei einer Belastung über 2 Stunden bei 70% der maximalen Leistungsfähigkeit konnten sie eine Einsparung von etwa 65g Kohlenhydraten nachweisen, beim darauffolgenden Zeitfahren erzielten sie jedoch keine Verbesserung. Die Forschergruppe kommt zu dem Schluss, dass eine Leistungssteigerung eventuell erst nach mehreren Stunden möglich wäre, da eine verbesserte Fettverbrennung bei niedrigeren Intensitäten eine größere Rolle spielt und eine geringe Schonung der Glykogenreserven erst später ins Gewicht fallen könnten.

Carey et al. (2001) verfolgten diese Überlegung, in der vielleicht erst nach mehreren Stunden eine Leistungssteigerung möglich wäre, da eine verbesserte Fettverbrennung bei niedrigeren Intensitäten eine größere Rolle spielt und eine geringe Schonung der Glykogenreserven erst später ins Gewicht fallen könnte. Sie gaben den Probanden erst für 5 Tage eine fettreiche Kost und anschließend einen Tag eine kohlenhydratreiche. Am siebenten Tag ließen sie die Probanden erst 4 Stunden bei 65% ihrer Leistungsfähigkeit am Ergometer fahren, gefolgt von einem einstündigen Zeitfahrens. Auch sie konnten, wie ihre Kollegen zuvor, in den ersten 4 Stunden eine verbesserte Fettverbrennung und einen glykogensparenden Effekt nachweisen (Abb. 16), scheiterten aber bei dem Nachweis einer Leistungssteigerung beim anschließenden Zeitfahren, obwohl nach Berechnungen des Forscherteams in den ersten 4 Stunden etwa 120g Kohlenhydrate eingespart wurden.

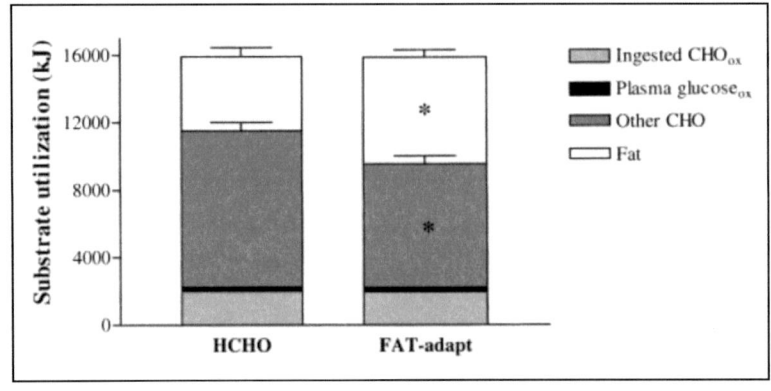

Abb. 16: Substratbereitstellung bei einer 4stündigen Ergometerbelastung bei 65% VO₂max (Carey et al., 2001)

Auffallend bei dieser Studie war aber, dass sich zwei von sieben Probanden durch die fettreiche Kost beim Zeitfahren dennoch deutlich verbessern konnten. Smith et al. (2000) sehen die Fettadaptation als ein multikausales Phänomen, das neben dem Körpergewicht, Trainingszustand und Geschlecht größtenteils genetisch geprägt ist. Weiters fanden sie heraus, dass Personen, die auf eine fettreiche Kost eher reagieren, dies ausgeprägt nach 4 Tagen manifestiert. Zu erwarten ist, dass erst nach längerer Zeit eine stabile physiologische Anpassung erfolgt.

In Bezug auf die Auswirkungen von hochprozentigen Fettdiäten mit einer Dauer von höchstens einer Woche auf Stoffwechsel- und Leistungsparameter ergibt sich bei einer Zusammenfassung der Studien somit folgendes Bild: Bereits eine kurze Phase mit fettreichen Ernährung begünstigt sowohl die Verfügbarkeit freier Fettsäuren im Plasma als auch die Speicherung intramuskulärer Triglyceride. Eine vermehrte Fettoxidation in Ruhe als auch während (submaximaler) Belastung kann zumindest teilweise durch diese vermehrte Verfügbarkeit von Lipiden für den Organismus erklärt werden. Ursächlich muss eine dem gesteigertem Fettangebot entsprechend erhöhte Fettoxidationskapazität auf Adaptionen des involvierten Enzymsystems zurückzuführen sein. Tatsächlich belegt eine aktuelle Studie, dass bereits eine dreitägige hochprozentige Fettdiät (über 65% Fett) eine signifikant erhöhte Genexpression von Enzymen des Fettstoffwechsels (Fettsäuretranslokase, β-Hydroxyl-CoA-Dehydrogenase) bewirkt (Cameron-Smitz et al., 2003). Allerdings ist unwahrscheinlich, dass eine derart kurze Zeitspanne für eine leistungsphysiologisch relevante adaptive Anpassung ausreicht. Zudem ist fraglich, ob durch diese Forcierung des Fettstoffwechsels die Verminderung der Glykogenspeicher kompensiert werden kann, selbst wenn diese dadurch zumindest partiell eingespart werden können.

3.5. Langfristige Anpassung an eine fettreiche Diät

Die Hauptargumentation für eine Erhöhung des Fettanteils über einen längeren Zeitraum liegt darin begründet, als dadurch Veränderungen im Muskelstoffwechsel induziert werden sollen, die einen deutlichen adaptiven Charakter aufweisen. Dies betrifft insbesondere das Enzymsystem des aeroben Stoffwechsels. Durch solche Adaptionen auf muskelzellulärer Ebene erhofft man ähnliche Effekte wie nach Ausdauertraining selbst zu erzielen. Zudem soll durch eine fettreiche Ernährung die zwangsläufig reduzierte Verfügbarkeit an Kohlenhydraten ausgeglichen werden. Tatsächlich haben Studien an Ratten gezeigt, dass eine mehrwöchige, hochprozentige Fettdiät in Kombination mit Ausdauertraining zu einer deutlich verbesserten

Ausdauerleistung geführt haben (z.B. Simi et al., 1991). Die Beweislage bezüglich der positiven Effekte längerfristiger fettreicher Diäten auf die Ausdauerleistungsfähigkeit ist beim Menschen jedoch nicht eindeutig. Obwohl einige wenige Studien von einer signifikanten Verbesserung der Ausdauerleistung durch längerfristiges „Fat Loading" berichten, konnte in zahlreichen Fällen keine signifikanten Leistungsunterschiede im Vergleich zu kohlenhydrat-reicher Ernährung festgestellt werden (Tab. 10).

Helge et al. (1996 und 1998) untersuchten die Hypothese, wonach die Kombination von Training und fettreicher Ernährung gewissermaßen additive Effekte auf die Ausdauerleistung entfalten sollten. Durch eine an die Fettdiät anschließende Phase mit kohlenhydratreicher Ernährung sollte zudem sowohl eine erhöhte Fettoxidationskapazität, als auch aufgefüllte Glykogendepots gewährleistet werden. Die Autoren veranlassten zwei Gruppen mit je zehn untrainierten Probanden zur Absolvierung eines sieben Wochen andauernden Ausdauertrai-ningsprogramms, während entweder eine kohlenhydratreiche Diät (65% Kohlenhydrate) oder eine fettreiche Diät (62% Fett) konsumiert wurde. Unbeeinflusst von der Ernährung erhöhte sich die VO_2 max. in beiden Gruppen um 11% als Ergebnis des Ausdauertrainings. Hingegen fand sich im Rahmen einer Radergometerbelastung (bei 81% der VO_2 max.) bis zur Erschöp-fung eine im Vergleich zur Fettdiät (65 min) deutlichere mittlere Leistungsverbesserung nach kohlenhydratreicher Ernährung (von 35 min auf 102 min). Eine weitere Trainingswoche mit kohlenhydratreicher Kost verbesserte die Ausdauerleistung in der Gruppe mit vorangegange-ner fettreicher Diät zwar (auf 77 min), konnte die offensichtlich nachteiligen Effekte des hohen Fettanteils aber nicht kompensieren. Helge et al. (1996) schrieben die unzureichenden Trainingsentwicklungen bei gleichzeitiger fettreicher Ernährung nicht ausschließlich einer mangelnden Verfügbarkeit an Kohlenhydraten, als vielmehr suboptimalen Trainingsanpas-sungen zu. Da Helge et al. der Dauer dieser diätetischen Maßnahme maßgebliche Bedeutung zumaßen, evaluierten die Autoren in einer weiteren Studie die Rolle unterschiedliche zeitliche Längen von Fettdiäten als Einflussvariable (Helge et al., 1998).

Bei einem ähnlichen experimentellen Design wie in der vorangegangenen Studie wurden die Auswirkungen der Diätintervention auf die Ausdauerleistung nach zwei- bzw. vierwöchiger Dauer untersucht. Sowohl in Kombination mit der Fett- als auch der Kohlenhydratdiät verbesserte Ausdauertraining die am Radergometer (bei einer Belastungsintensität von 80% der VO_2 max.) absolvierte Zeit bis zur Erschöpfung in ähnlichem Ausmaß: nach zwei Wochen um 62% bei der Fettdiät und um 87% bei kohlenhydratreicher Ernährung; nach vier Wochen um 160% (Fettdiät) bzw. 150% (Kohlenhydratdiät). Die mit Fortdauer der Intervention tendenziell besseren Ergebnisse bei fettreicher Ernährung führten Helge et al. auf eine immer geringere Abhängigkeit vom ursprünglichen Füllungszustand der Glykogenspeicher zurück. Die zugunsten einer Glykogeneinsparung erhöhte Fettoxidation schreiben die Autoren im Übrigen einer vermehrten Utilisation von Fettsäuren aus dem Plasma sowie VLDL-Lipoproteinen zu. Diese Behauptung konnten sie in einer weiteren Studie (Helge et al., 2001) detaillierter bestätigen. Nach 7wöchiger fettreicher Diät konnten sie eine signifikante Einsparung von Glykogen nachweisen. Im Gegenzug stieg die Oxidation freier Fettsäuren aus der VLDL-Fraktion an (Abb. 17).

Interessant in der Studie von Helge et al. (2001) war auch, dass die Sportler eine höhere Selbstmotivation aufbringen mussten, um das Training bzw. den Leistungstest durchführen zu können. Auch die Gemütslage war in der Gruppe mit fettreicher Diät eher angespannt. Ähnliche Ergebnisse konnten hierfür auch Achten et al. (2004) liefern, die herausgefunden haben, dass ein intensives Training durch eine kohlenhydratreiche Kost leichter bewältigbar ist und die subjektiv empfundene Ermüdung erst später eintritt.

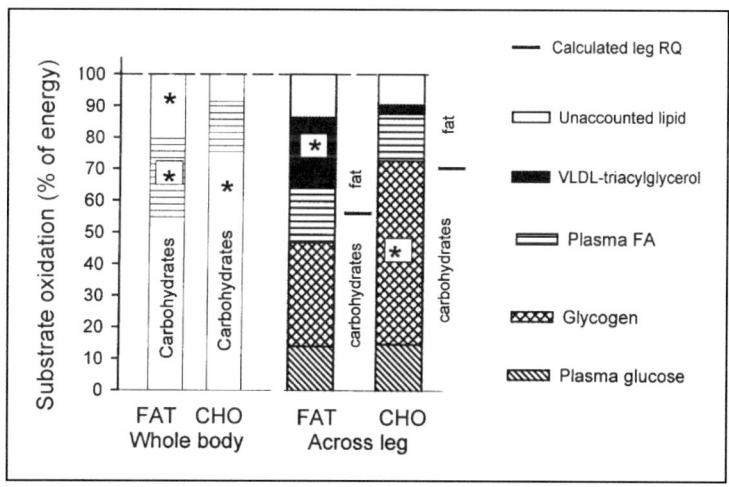

Abb. 17: Substratbereitstellung unter Belastung nach 7wöchiger fett- und kohlenhydratreicher Diät mit begleitendem Ausdauertraining (Helge et al., 2001)

Bezüglich des Einflusses der Zeitvariablen folgerten Helge et al. (1998), dass eine fettreiche Ernährung über einen Zeitraum von bis zu vier Wochen zumindest keinen negativen Effekt auf die Ausdauerleistungsfähigkeit hat, während bei längerer Dauer mit nachteiligen Auswirkungen zu rechnen ist. Diese Schlussfolgerung bestärkte auch ein Detailergebnis bei vier Probanden, die einwilligten, Training und Diät über vier Wochen hinaus fortzusetzen. Nach insgesamt sechs Wochen mit fettreicher Ernährung stagnierte die Leistung, während sich bei kohlenhydratreicher Kost eine weitere Leistungsverbesserung (um 53%) fand.

Das Ausbleiben klarer Leistungsverbesserungen nach Ausdauertraining und fettreicher Ernährung in den Studien von Helge et al. wird allerdings auch dem vergleichsweise niedrigen Trainingszustand der Probanden zugeschrieben.

Rowlands & Hopkins (2002) sind deshalb der Meinung, dass hochausdauertrainierte Menschen mit einer bereits maßgeblich gesteigerten Fettoxidationskapazität deutlicher von Adaptionen an längerfristige fettreiche Diäten profitieren könnten. Sie verglichen deshalb 7 hoch ausdauertrainierte Sportler, die für 2 Wochen einmal jeweils mit einer kohlenhydrat– und einer fettreicher Kost und einmal mit einer fettreichen Kost mit anschließender Glykogenaufladung ernährt wurden. Im Rahmen des insgesamt fünf Stunden dauernden Tests am Radergometer wurden verschiedene Stoffwechsel- und Leistungskenngrößen gemessen. Während des Zeitfahrens am Ende des Test vermochten die Athleten nach der Fettdiät in Kombination mit einer Kohlenhydratsuperkompensation eine um den Faktor 1,3 höhere Wattleistung aufrechtzuerhalten, als nach rein kohlenhydratreicher Ernährung. Das Verfehlen einer statistisch signifikanten zeitlichen Verbesserung wird unter anderem der geringen Probandenzahl sowie den höherintensiven Leistungstests vor dem simulierten 100 km-Wettbewerb zugeschrieben. Dennoch sehen sie angesichts der gesteigerten Fettverwertungskapazität und der beobachteten tendenziellen Leistungsverbesserungen eine mögliche ergogene Wirkung von fettreichen Diäten (in Kombination mit dem bewährten „Carbohydrate-Loading") im Rahmen von Ultraausdauerleistungen.

3.6. Nebeneffekte

In unseren Breiten wird von der Wissenschaft eine fettarme, gemischte Vollkost empfohlen. Dabei sollten die Kohlenhydrate >50%, die Fette maximal 30% die Proteine 10 bis 15% der Nahrungsenergie ausmachen (DACH-Referenzwerte, 2001). Da eine fettreiche Ernährung über einen längeren Zeitraum einen bedeutenden Faktor in der Entstehung von sogenannten Zivilisationskrankheiten darstellt (Elmadfa & Leitzmann, 1998), muss man sowohl beim Sportler als auch beim Nichtsportler die Nebeneffekte noch genauer beobachten, da diesbezüglich noch relativ wenige Forschungen angestellt wurden.

Eine Studie aus Japan (Hozumi et al., 2002) zeigt, dass selbst eine einmalige fettreiche Mahlzeit die koronare Durchblutung des Herzens bei jungen gesunden Probanden beeinträchtigen kann. Wenn diese Studienergebnisse auf Patienten mit einer Koronaren-Herz-Krankheit übertragen werden würde, könnte bereits eine einzige fettreiche Mahlzeiten zumindest theoretisch eine kardiale Ischämie bei dieser Gruppe auslösen.

Sowohl Cox et al. (1996) als auch Brown & Cox (1998) untersuchten die Auswirkungen einer fettreichen Ernährung über 12 Wochen auf den Lipidstoffwechsel bei Ausdauersportlern und fanden keine Veränderung im LDL-Cholesterin, HDL-Cholesterin und Apolipoprotein A1, wenn der Anteil der Nahrungsfette 45% der täglichen Energie beträgt und ein begleitendes Ausdauertraining absolviert wird. Sie kommen zu dem Schluss, dass trainierte Personen keine negativen Auswirkungen innerhalb von 3 Monaten zu befürchten haben. Sobald das Training unterbrochen oder die fettreiche Ernährung über einen längeren Zeitraum durchgeführt wird, ist jedoch mit einer Beeinträchtigung der Gesundheit zu rechnen.

Brown et al. (2000) sehen auch keinen Einfluss auf die Körperzusammensetzung, wenn eine fettreiche Diät für mehr als 3 Monate eingenommen wird. Voraussetzung dafür ist wiederum, dass die Person einen bereits hohen Trainingszustand und einen hohen Trainingsumfang hat. Sie sehen die fettreiche Kost als eine sehr gute Möglichkeit den energetischen Bedarf in Trainingsperioden mit hohen Intensitäten und Umfängen auszugleichen. Ein Problem sehen die Forscher jedoch in der Gefahr, zu wenig an Mikronährstoffen zu sich zu nehmen. Horvath et al. (2000) erhoben und verglichen deshalb den Ernährungsstatus von Sportlern mit kohlenhydrat- und fettreicher Diät über einen Zeitraum von einem Monat. Erstaunlicherweise sehen sie in einer kohlenhydratbetonten Ernährung eher einen Mangel an Gesamtenergie, Vitamin E, ungesättigten Fettsäuren sowie an Kalzium und Zink. Brown et al. (2000) sehen dennoch auf Grund der möglichen negativen Langzeitauswirkung auf die Gesundheit von einer Empfehlung zu einer fettreichen Kost ab und plädieren auf eine Erhöhung der Nährstoffdichte in der Sporternährung.

3.7. Mittelkettige Triglyceride (MCT)

Wie in der Einleitung bereits erwähnt, werden mittelkettige Fettsäuren (MCT) im Gegensatz zu den langkettigen rasch absorbiert, transportiert und oxidiert. Seit den 1950ern setzt man MCT deshalb insbesondere bei Lipidabsorptionsstörungen in der künstlichen Ernährung ein. Basierend auf der theoretischen Überlegung, dass MCT eine wertvolle exogene Energiequelle bei körperlicher Belastung darstellen könnten, wurden sie auch in der Sporternährung Gegenstand der Forschung.

Nach vergleichsweise leichter Hydrolyse der MCT, erfordert die Absorption der abgespaltenen mittelkettigen Fettsäuren weder die Emulgierung mit Gallensäuren bzw. Mizellenbildung noch die Anwesenheit der Pankreaslipasen. Sie werden in den Intestinalzellen nicht in Chylomikronen eingebaut und gelangen größtenteils direkt über das Pfortaderblut zur Leber. Während die Verdauung und Absorption der langkettigen Fettsäuren Stunden dauert, sind die mittelkettigen Fettsäuren im Tierversuch schon nach einigen Minuten im Portalblut nachweisbar. Auch auf Gewebs- und Zellebene werden die mittelkettigen Fettsäuren mit höherer Geschwindigkeit verwertet als langkettige Fettsäuren. Obwohl das carnitinabhängige Transfersystem den Transport der mittelkettigen Fettsäuren in die Mitochondrien zwar erleichtert, passiert ein Großteil die mitochondriale Membran in freier Form. Der Energiegehalt der nach dem obligaten β-Oxidationsschema abgebauten mittelkettigen Fettsäuren nimmt mit fallender Anzahl der C-Atome ab und beträgt bei C6- bis C8-Fettsäuren 8,3 kcal, entsprechend 34,7 kJ (Elmadfa & Leitzmann, 1993).

Da MCT direkt in den Energiestoffwechsel eingeschleust werden, ist die Erwartung im Sport eine unmittelbare Steigerung der Ausdauerleistung infolge der vermehrten Fettverbrennung und der Einsparung von Muskelglykogen. Jeukendrup et al. (1995 und 1996) konnten in ihren Studien aufschlussreiche Information über den Stoffwechsel und die Effekte von MCT unter körperlicher Belastung liefern. Sie fanden mitunter heraus, dass die Oxidationsrate etwa 72% der zugeführten MCT beträgt, wenn sie gemeinsam mit Kohlenhydraten aufgenommen werden (im Gegensatz zu 33% bei alleiniger Zufuhr). Obwohl die mittelkettigen Fette einen derart großen Anteil an der Energiegewinnung ausmachten, konnten sie weder einen glykogensparenden Effekt noch einen Anstieg an freien Fettsäuren nachweisen.

Auch Angus et al. (2000) konnten keine Unterschiede in den Oxidationsraten oder eine Leistungssteigerung durch eine Gabe von MCT während der Belastung feststellen. Sie schlossen aus den Ergebnissen, dass die von ihnen gewählte Intensität eventuell zu hoch war (75% der maximalen Leistungsfähigkeit) und die Absorption der MCT auf Grund der Blutumverteilung unter Belastung eingeschränkt war. Außerdem berichteten sie von vermehrten gastrointestinalen Beschwerden während und bis zu zwei Stunden nach Belastung, obwohl die Zufuhr in sehr kleinen Dosen erfolgte.

Bestätigt wurde das Ergebnis von Angus et al. (2000) und von einer dänischen Forschergruppe (Vistisen et al., 2003), die ebenfalls weder eine Leistungssteigerung bei einem Zeitfahren nach 3 Stunden Belastung bei 55% VO_2max, noch eine Änderung der Plasmakonzentration von freien Fettsäuren feststellen konnten. Außerdem traten verhäuft gastrointestinale Beschwerden während des und nach dem Zeitfahren auf. Weiters analysierten sie mittels Gaschromatographie die Zusammensetzung der Fettsäuren im Plasma, um die Veränderungen der Konzentrationen nach Gabe von MCT feststellen zu können. Interessanterweise konnten sie keine Erhöhung der MCT im Plasma nachweisen, obwohl Ergebnisse von Jeukendrup et al. (1995 und 1996) eine Oxidationsrate von 72% belegten. Vistisen et al. (2003) vermuten, dass mittelkettige Fettsäuren offensichtlich schon in der Leber entweder sofort oxidiert werden oder elongiert und als längerkettige Fettsäuren ins Blut abgegeben werden, was ein Einsparung des Glykogen nicht mehr möglich macht.

Im Gegensatz zu sämtlichen vorangegangenen Studien, berichten Van Zyl et al. (1996) als einzige von leistungsfördernden Effekten einer MCT-Supplementierung. Nach alleiniger Gabe von 86g MCT verschlechterte sich zwar die Leistung des 40km Zeitfahrens nach 2stündiger Belastung bei 60% der maximalen Leistungsfähigkeit, bei einer kombinierten Gabe von MCT und Kohlenhydraten erzielten sie jedoch eine signifikante Leistungssteigerung. Da Van Zyl et al. (1996) weder eine Kontrollgruppe, noch die Verträglichkeit festhielten, führten Jeukendrup et al. (1998) eine ähnliche Studie mit dem selben Design durch und berücksichtigten letztere Parameter. Sie konnten den Leistungsabfall durch Gabe reiner MCT zwar bestätigen, wobei die Leistungseinbuße auf Krämpfe und gastrointestinale Beschwerden zurückzuführen war. Jeukendrup et al. (1998) halten eine Supplementierung von MCT nur dann für sinnvoll, wenn einerseits die interindividuelle Verträglichkeit im Training ausführlich getestet wurde bzw. der Trainingsumfang dermaßen hoch wird, dass die Energiebilanz nicht mehr ausgeglichen werden kann. Wenn bei Ultradistanzrennen über mehrere Tage mehr als 6000 kcal (~25 MJ) am Tag verbraucht wird, ist es schwierig, diese Energie rein über kohlenhydratreiche Kost dem Organismus zuzuführen. Limitierend ist dabei die Aufnahmekapazität des Gastrointestinaltrakts sowie die enzymatische Aufspaltung der Nährstoffe. Unter derartigen Bedingungen kann nur eine energiereiche Kost die Energiebilanz ausgleichen.

3.8. Zusammenfassung:

Eine fettreiche Diät ist gesundheitlich nicht unbedenklich, obwohl eine mehrwöchige hochprozentige fettreiche Diät bei trainierten Läufern das HDL-Cholesterin gegenüber einer tiefprozentigen Diät erhöht (Leddy et al. 1997) Wie die vorgestellten Studien zeigen, sind die Meinungen bezüglich fettreicher Diät noch sehr unterschiedlich. Im Moment kann man zusammenfassend sagen, dass eine fettreiche Ernährung alleine keinen positiven Einfluss auf die Ausdauerleistungsfähigkeit hat. Möglicherweise muss versucht werden, im Training die Fettverbrennung mit entsprechender Diät zu verbessern, um dann im Wettkampf durch erhöhte Fettverbrennung Glykogen sparen zu können.

4. Proteine

Proteine sind hochmolekulare, in ihrer Struktur sehr komplexe Naturstoffe, die als Grundbau-einheiten Aminosäuren (Grundstruktur siehe Abb. 18) enthalten. Manche Proteine bestehen aus weniger als hundert (z.B. Lipoproteine) Aminosäuren, andere aus mehreren tausend (z.B. DNA) Aminosäuren, die durch Peptidbindungen unter Abspaltung je eines H-Atoms der Carboxyl- und der Aminogruppe miteinander verbunden sind.

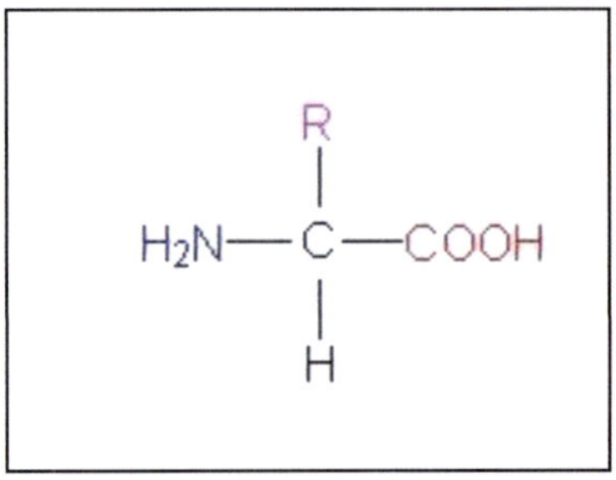

Abb. 18: Allgemeine Strukturformel einer Aminosäure (http://de.wikipedia.org)

Aminosäuren, die für die Proteinsynthese benötigt werden (proteinogene Aminosäuren) weisen stets eine NH_2-und eine COOH-Gruppe am α-C Atom auf. Die Seitenkette bzw. der Rest (R) unterscheiden sich bei den einzelnen Aminosäuren (Tab. 12).

Aliphatische Aminosäuren			Aromatische und (hetero)zyklische Aminosäuren		
Glycin	Gly	H-	Phenylalanin*	Phe	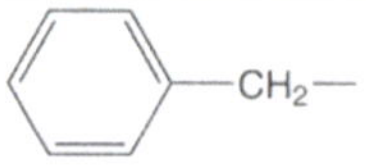
Alanin	Ala	Ch_3-			
Valin*	Val	$(Ch_3)_2$-CH-	Tyrosin	Tyr	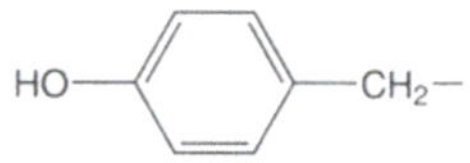
Leucin*	Leu	$(Ch_3)_2$-CH-CH_2-			
Isoleucin*	Iso	C_2H_5-CH(Ch_3)-	Phenylalanin	Phe	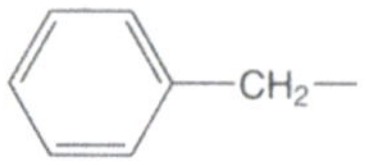
Serin	Ser	CH_2OH-			
Threonin*	Thr	CH_3-CHOH-	Prolin	Pro	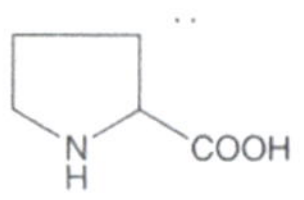
Cystein	Cys	$HSCH_2$-			
Methionin*	Met	HCH_3-S-$(CH_2)_2$-	Tryptophan*	Trp	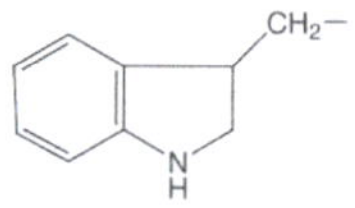

Saure Aminosäuren und ihre Amide			Basische Aminosäuren		
Asparaginsäure	Asp	$HOOC-CH_2-$	Histidin*	His	(Struktur)
Asparagin	Asn	$H_2NOC-CH_2-$			
Glutaminsäure	Glu	$HOOC-(CH_2)_2-$	Lysin*	Lys	$H_2N-(Ch_2)_4-$
Glutamin	Gln	$H_2NOC-(CH_2)_2-$	Arginin	Arg	(Struktur)

Tab. 12: Die 20 proteinogenen Aminosäuren (Elmadfa & Leitzmann, 1998); *absolut essentielle Aminosäuren

Die enorme strukturelle und funktionelle Vielfalt der Proteine kommt durch die unterschiedliche Kombination der 20 proteinogenen Aminosäuren über Peptidbindungen zu Polymeren und die Assoziation mit verschiedenen Nichtproteinbestandteilen zustande. Die Aminosäurensequenz bestimmt neben der Spezifität auch die räumliche Struktur (Konformation) der Proteine, die normalerweise nicht starr ist und sich verändernden Anforderungen anpassen kann.

Als Primärstruktur wird die Sequenz der durch die Peptidbindung kovalent verknüpften Aminosäuren bezeichnet. Die Sekundärstruktur ist definiert als die lokale räumliche Struktur des Rückgrats einer Polypeptidkette. Die Tertiärstruktur umfasst die dreidimensionale Struktur des gesamten Proteins und als Quartärstruktur bezeichnet man schließlich die wechselseitige räumliche Anordnung verschiedener Polypeptidketten.

Normalerweise enthalten Proteine Begleitstoffe wie Kohlenhydrate (Glycoproteine), Lipide (Lipoproteine), Mineralstoffe (z.B. Metalloproteine), Farbstoffe (z.B. Chromoproteine), Purine (Nucleoproteine) u.a. Ohne Begleitstoffe kommen Proteine nur selten vor, als Beispiel hierfür sei das Serumalbumin genannt.

4.1. Vorkommen

Proteine kommen in tierischen und pflanzlichen Lebensmitteln vor. Quantitativ liegt der Proteingehalt pflanzlicher Lebensmittel meist deutlich niedriger als der tierischer Lebensmittel. Cerealien, die weltweit die wichtigsten Proteinlieferanten des Menschen sind, weisen einen Proteingehalt zwischen 7% und 13% auf. Fleisch enthält durchschnittlich 20%, Hülsenfrüchte 20 bis 25%, Soja 35% (Elmadfa & Leitzmann, 1998). Einzelne pflanzliche Proteine sind auch in qualitativer Hinsicht tierischen Proteinen unterlegen. Dieser qualitative Unterschied wird mit der biologischen Wertigkeit definiert.

Für den menschlichen Körper ist eine Zufuhr von Proteinen, die dem eigenen Aminosäurenmuster entsprechen, von Vorteil, da bereits das Fehlen einer einzigen Aminosäure (besonders einer essentiellen Aminosäure) die Synthese eines bestimmten Proteins blockiert. Man spricht dabei von der biologischen Wertigkeit, die angibt, in welchem Ausmaß ein Protein oder Proteingemisch zur Synthese von körpereigenem Protein genutzt werden kann. Hühner-Vollei dient als Referenzlebensmittel und hat die biologische Wertigkeit von 100 (Tab. 13). Als „limitierende Aminosäure" wird jene Aminosäure bezeichnet, die im Nahrungsmittel relativ zum Bedarf das geringste Vorkommen hat. So sind zum Beispiel Lysin und Tryptophan in Getreide und Cystein in Leguminosen die limitierenden Aminosäuren. Durch Mischung von tierischem mit pflanzlichem Protein bzw. von verschiedenen pflanzlichen Proteinen lässt sich die biologische Wertigkeit der kombinierten im Vergleich zu den einzelnen Lebensmitteln steigern, was eine Bedarfsdeckung besonders von Vegetariern erleichtert.

Nahrungsprotein	BW	Nahrungsprotein	BW
Hühner-Vollei	100	36% Vollei + 64% Kartoffeln	136
Schweinefleisch	85	75% Milch + 25% Weizenmehl	125
Kartoffeln	76	68% Vollei + 32% Weizenmehl	123
Kuhmilch	72	52% Bohnen + 48% Mais	99
Bohnen	72		

Tab. 13: Biologische Wertigkeit ausgewählter Nahrungsproteine und deren Kombination (Elmadfa, 2004)

4.2. Bedarf

Der Menschliche Organismus besitzt keinen Proteinspeicher, der mit dem großen Energiespeicher des Körperfettes oder den kleineren Glykogenreserven zu vergleichen wäre. Alle Proteine des Körpers sind funktionelle Bestandteile der Gewebestrukturen oder gehören Stoffwechsel-, Transport- oder Hormonsystemen an. Überschüssiges, mit der Nahrung zugeführtes Protein kann daher nicht gespeichert werden, sondern wird desaminiert, wobei der dabei anfallende Stickstoff unter Energieaufwand im Harnstoffzyklus in Harnstoff umgewandelt und mit dem Harn ausgeschieden werden muss. Das restliche Kohlenstoffgerüst wird entweder direkt für die Energieproduktion verwertet oder nach Umwandlung in Glykogen zu einem geringeren Anteil auch in Form von Fett gespeichert. Bei Nahrungsentzug oder Energiedepletion kann der Körper jedoch auf funktionelle Proteinpools (Plasma-, Muskel- und viszerale Proteine) zurückgreifen, aus denen bei Bedarf Aminosäuren freigesetzt werde können.

4.3. Funktion

Nach den ersten vorläufigen Analysen sind etwa 30000 verschiedene Proteine im menschlichen Genom codiert. Proteine sind als Membran- und Cytoskelettbausteine für die Zellarchitektur verantwortlich und bestimmen durch die Zusammensetzung der extrazellulären Matrix Aufbau und Funktion von Geweben. Sie sorgen dafür, dass chemische Reaktionen katalysiert und reguliert werden (Enzyme), übermitteln Signale von Zelle zu Zelle (Hormone und Zytokine), erkennen Signale und leiten sie dem Zellinneren zu (Rezeptoren und Signaltransduktionssysteme), transportieren schlecht wasserlösliche Stoffe wie Sauerstoff (Hämoglobin) oder Eisen (Transferrin) und leiten oder pumpen Ionen durch Zellmembranen (Ionenkanäle und –pumpen). Den kontraktilen Proteinen kommt eine bedeutende Rolle im Muskelgewebe zu. Proteine dienen weiters als Energiequelle mit einem physiologischen Brennwert von durchschnittlich 17 kJ (4 kcal) pro Gramm Protein. Im Intermediärstoffwechsel liefern Abbauprodukte des Proteinstoffwechsels Substanzen, die in den Citratzyklus eingeschleust werden können. Bei ausreichender Energieversorgung werden Aminosäuren nur in geringem Umfang zur Energiegewinnung herangezogen. Je nach Intensität und Belastungsdauer kann die Oxidationsrate nur ein bis zu maximal 6% der Gesamtenergiebereitstellung betragen (McKenzie et al., 2000).

4.4. Stoffwechsel

Im Magen setzt eine partielle, nicht essentielle Verdauung der Proteine ein. Dabei hydrolysiert die Magensalzsäure die Proteine teilweise zu Peptiden und aktiviert die Freisetzung des Pepsins aus seiner Vorstufe Pepsinogen. Trypsin, das neben Chymotrypsin das Hauptenzym des Pankreassaftes ist, wird erst durch die Enterokinase des Dünndarmsaftes aktiviert und spaltet Proteine in Polypeptide. Neben der Enterokinase befinden sich im Dünndarmsaft verschiedene proteolytische Enzyme (Elastase, Dipeptidase, Aminopeptidase, Prolidase, u.a.), die im Darmlumen Peptide und Peptone zu Dipeptiden bzw. Aminosäuren abbauen.

Kleine Peptide aus 2 bis 6 Aminosäuren werden genauso schnell aus dem Darmlumen aufgenommen wie freie Aminosäuren. Die Peptide werden hierbei erst beim Eintritt in die Mukosazelle zu Aminosäuren hydrolysiert, der Transport über die Pfortader zur Leber erfolgt dann in Form freier Aminosäuren.

Leber und Nieren sind die Hauptorgane des Proteinstoffwechsels. Hier unterliegen die absorbierten Aminosäuren ganzen Serien metabolischer Reaktionen. Trotz ihrer Kompliziertheit können diese in drei Kategorien eingeteilt werden:

Ein Teil des Pools freier Aminosäuren dient der Bildung von Gewebeprotein. Durch den Katabolismus der Gewebeproteine werden Aminosäuren freigesetzt, die in den Aminosäurepool zurückkehren und für die Wiederverwertung zur Verfügung stehen.

Einige Aminosäuren werden für die Synthese neuer ntickstoffhaltiger Verbindungen wie Purinbasen, Kreatin oder Adrenalin herangezogen. Darüber hinaus werden die nicht essentiellen Aminosäuren unter Verwendung der Aminogruppen, die aus anderen Aminosäuren stammen, synthetisiert.

Ein weiterer Teil der Aminosäuren unterliegt katabolen Reaktionen. Nach Desaminierung werden die C-Gerüste zu CO_2 und Energie oxidiert oder werden nach entsprechender Umwandlung als Glykogen und Fett gespeichert. Die NH_2-Gruppe dient der Harnstoffsynthese. Einige Abbauprodukte sind teilweise Zwischenprodukte des Citrat-Zyklus und somit Vorstufen der Glukoneogenese. Je nachdem, ob die beim Abbau entstandenen Kohlenstoffskelette zur Biosynthese von Ketonkörpern und Fettsäuren bzw. Glucose herangezogen werden, wird zwischen keto- und glucogenen Aminosäuren unterschieden. Außer Lysin und Leucin (rein ketogene Aminosäuren) sind alle Aminosäuren aus Nahrungsprotein glucogen. Phenylalanin, Tyrosin, Tryptophan und Isoleucin liefern glucogene und ketogene Abbauprodukte.

4.5. Ergogene Wirkung

Auf Grund der oben genannten Funktionen ist anzunehmen, dass Proteine im Ausdauersport eine bedeutende Rolle spielen. Einerseits benötigt der Organismus Aminosäuren, um geschädigtes Muskelgewebe wieder aufzubauen bzw. hat durch die erhöhte Stoffwechselrate einen höheren Enzymbedarf hat und andererseits ist die Heranziehung von Proteinen für die Energiebereitstellung mit ein Grund für einen höheren täglichen Bedarf. Tab. 14 zeigt einen Auszug von Studien, die im letzten Jahrzehnt zu diesem Thema durchgeführt wurden.

Studie	Population	Dosis	Ergebnis	
Mittleman et al. (1995)	4 ♂, 4 ♀	5mg/kg/h BCAA	±	♂ keine Veränderung ♀ verbesserte Leistungsfähigkeit
Van Hall et al. (1995)	10 ♂	0,3g/kg BCAA	−	Keine Veränderung der Leistungs-fähigkeit
Tarnopolsky et al. (1997)	8 ♂, 8 ♀	0,1g/kg Protein	+	Verbesserte Glykogen-Resynthese
Mittleman et al. (1998)	7 ♂, 6 ♀	0,15 g/kg BCAA	+	Verbesserte Leistungsfähigkeit (Dauer)
Colombani et al. (1999)	16 ♂	23g/h Protein	−	Keine Veränderung in der Leis-tungsfähigkeit u. Regeneration
Davis et al. (1999)	8 ♂	7g BCAA	−	Keine Veränderung in der Leis-tungsfähigkeit u. Regeneration
Madsen et al. (2000)	9 ♂	18g BCAA	−	Keine Veränderung der Leistungs-fähigkeit
Van Loon et al. (2000)	8 ♂	28g/h Protein	+	Verbesserte Glykogen-Resynthese
Blomstrand & Saltin (2001)	6 ♂	0,1g/kg BCAA	+	Verbesserte Regeneration
Chinevere et al. (2002)	9 ♂	25mg/kg Tyrosin	−	Keine Verbesserung der zentralen Ermüdungserscheinungen
Ivy et al. (2002)	7 ♂	28g Protein	+	Verbesserte Glykogen-Resynthese
Williams et al. (2003)	8 ♂	28g Protein	+	Verbesserte Glykogen-Resynthese
Ivy et al. (2003)	9 ♂	2,5g/h Protein	+	Verbesserte Ausdauerleistung (Dauer)
Koopman et al. (2004)	8 ♂	18g/h Protein	+	Verbesserte Ausdauerleistung und Regeneration
Saunders et al. (2004)	15 ♂	16g Protein	+	Verbesserte Ausdauerleistung und geringere Muskelschädigung

Tab. 14: Studienvergleich: Effekte einer Protein-Supplementation auf die Leistungsfähigkeit

Beim Ausdauertraining liegt das Augenmerk jedoch nicht auf dem Aufbau von Muskelmasse. Ein intensives Training alleine benötigt aber auch vermehrt Eiweiß. Während einer Ausdauerbelastung kommt es zu einem Proteinkatabolismus, der durch eine verminderte Proteinbiosynthese, eine erhöhte Eiweißoxidation sowie eine erhöhte Glukoneogenese aus Aminosäuren gekennzeichnet ist. Es scheint, dass der Eiweißbedarf bei Ausdauerathleten mit Dauer und Intensität einer Belastung zunimmt (Hargreaves & Snow, 2001).

4.5.1. Proteine während der Belastung

Analysiert man die Aminosäurenkonzentrationen im Blut während einer Ausdauerbelastung, so stellt man eine Senkung der Gesamtaminosäurenkonzentration um 18% fest (Lehmann et al., 1995). Dabei sind besonders die verzweigtkettigen Aminosäuren (Senkung bis zu 56%) betroffen. Die aromatischen Aminosäuren verzeichneten jedoch einen Anstieg (Tyrosin +10%, Phenylanalin +12%, Tryptophan +74%). Diese Ergebnisse konnten Volk & Neumann (2001) bestätigen, die ebenfalls eine ähnliche Senkung der Gesamtaminosäurenkonzentration (-16%) und der Konzentration von verzweigtkettigen Aminosäuren (-21%) sowie einen ähnlichen Anstieg der aromatischen Aminosäuren (+19%) feststellten.

Diese Verschiebung der Aminosäurenkonzentration im Plasma während intensiver Ausdauerbelastungen hat wesentliche Auswirkungen auf die Situation an der Blut-Hirn-Schranke. Aromatische und verzweigtkettige Aminosäuren benützen für den Durchtritt durch die Blut-Hirn-Schranke das selbe Carrier-System, das unter physiologischen Bedingungen zur Gänze gesättigt ist und somit nicht unbegrenzt zur Verfügung steht. Die Aufnahme der genannten Aminosäuren durch die Blut-Hirn-Schranke in das Gehirn erfolgt entsprechend ihrem Anteil an der Summenkonzentration dieser Aminosäuren im Plasma. Je höher der relative Anteil einer diese Aminosäure ist, desto mehr wird von ihr in das Gehirn aufgenommen (Löffler & Petrides, 2003).

Sinkt nun die Konzentration der BCAA und steigt gleichzeitig die Konzentration der aromatischen Aminosäuren im Blut, so können mehr aromatische Aminosäuren die Blut-Hirn-Schranke passieren. Von besonderer Bedeutung ist dabei die Aminosäure Tryptophan, die im Gehirn als Substrat für die Herstellung von Serotonin dient. Hargreaves & Pardrige fanden bereits 1988 heraus, dass eine erhöhte Serotoninkonzentration zu einer zentralen Ermüdung führen kann.

Auch Medelli et al. (2000) kamen zu ähnlichen Ergebnissen. Darüber hinaus fanden sie aber heraus, dass die Degradation in den ersten Stunden eines 2tägigen Radrennens weniger gering ausfiel als an den darauffolgenden. Die Forscher gehen davon aus, dass ein geringeres Angebot an Glucose den Proteinabbau fördert.

Ursächlich für die in der Summe reduzierten Plasmaaminosäuren ist vermutlich ein Netto-Abbau (Proteindegradation > Proteinsynthese) mit Verwendung der Aminosäuren für Transaminierung, Oxidation und Glukoneogenese.

Als weiteren Parameter der katabolen Stoffwechsellage sehen die Forscher die Serum-Harnstoffkonzentration. Unmittelbar nach der Beendigung eines Dreifachtriathlons und auch einige Tage danach fanden sie einen Anstieg des Serumharnstoffs in Höhen, die beinahe eine Leberschädigung verursachen können (11 mmol/dl). Volk & Neumann (2001) sehen auf Grund der verminderten Elimination des Harnstoffs einen erhöhten Ammoniak-Anfall aus dem Aminosäurenkatabolismus und dem Nucleotidabbau, was die Stickstoffbilanz negativ werden lässt. Als Kompensation des erhöhten Aminosäurenbedarfs ist der Organismus gezwungen, strukturelles Protein langsam abzubauen bzw. die Regeneration ist dadurch beeinträchtigt. Die Folge wäre langfristig ein ungewollter Gewichtsverlust bzw. eine erhöhte Gefahr eines Übertrainings.

Lemon & Mullin (1980) haben zudem einen Zusammenhang zwischen Intensität und Protein-katabolismus herausgefunden. Der Anstieg des Harnstoffs als Zeichen des Eiweißkatabolis-mus hängt von den Glykogenspeichern ab. Die Glykogenentleerung wiederum ist von der Belastungsintensität abhängig. Je tiefer die Glykogenspeicher sind, desto schneller und höher steigt der Harnstoff an. Wird Ausdauertraining über längere Zeit bei tiefen bis mittleren Intensitäten betrieben, so wird nicht zwingend ein erhöhter Eiweißbedarf erwartet (Koopman et al., 2004).

Zu berücksichtigen ist auch der Unterschied im Proteinkatabolismus zwischen den Geschlech-tern. Phillips et al. (1993) konnten bei Männern sowohl in Ruhe als auch unter Belastung eine signifikant höhere Aminosäureoxidation durch Messung der Stickstoffausscheidung über Harn uns Schweiß feststellen (Abb. 19).

Auch McKenzie et al. (2000) bestätigt diese Studie, indem er die genaue Leucinoxidation zwischen den Geschlechtern verglich. Beide Autoren sehen darin eine gesonderte Zufuhremp-fehlung für die Proteinaufnahme, die sowohl das Geschlecht als auch den Bewegungsumfang und die Intensität berücksichtigen sollte.

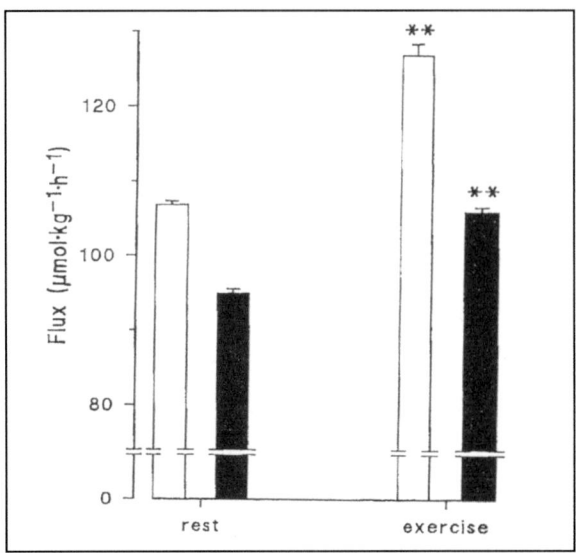

Abb. 19: Leucinoxidation von Männern (□) und Frauen (■) in Ruhe und unter Belastung (Phillips et al., 1993)

Ein Nettoabbau von Eiweiß während Ausdauerbelastungen (vor allem bei exzentrischen Belastungen wie beim Laufen) lässt deshalb darauf schließen, dass eine Zufuhr von Protein, bzw. eines Hydrolysats von Aminosäuren, das den tatsächlichen Bedarf deckt, die Degradation vermindern kann, weniger Muskelschädigungen verursacht und die Regeneration beschleunigt.

Koopman et al. (2004) konnten in ihrer Studie nachweisen, dass während einer mäßigen Ausdauerbelastung (50% VO$_2$max) über sechs Stunden die Proteindegradation zwar nicht übermäßig erhöht ist, eine Gabe von Proteine gemeinsam mit Kohlenhydraten in der Regeneration jedoch eine schnellere Protein- und Glykogenresynthese bewirkt als nur durch Gabe von reinen Kohlenhydraten.

Colombani et al. (1999) verabreichten 16 ausdauertrainierten Läufern während eines unter Testbedingungen durchgeführten Marathonlaufs jeweils einmal ein Kohlenhydratgetränk und einmal ein isokalorisches Kohlenhydratgetränk mit Milchprotein. Als Parameter der Protein-degradation verwendeten sie unter anderem das 3-Methyl-Histidin, das über den Harn ausgeschieden wird und durch das man Rückschlüsse auf den Proteinkatabolismus ziehen kann, da diese spezielle Aminosäure nur beim Muskelabbau freigesetzt und unmetabolisiert ausgeschieden wird. Sie konnten in ihrem Versuch zwar eine vermehrte Oxidation von Proteinen während der Belastung feststellen, eine Leistungsverbesserung bzw. eine verminderte Proteindegradation konnte dadurch jedoch nicht bestätigt werden. Die Forscher sehen in der Protein-Supplementation dennoch eine potentielle ergogene Wirkung, die nach ihren

Angaben nicht oder nur in einem geringen Ausmaß über das 3-Methyl-Histidin nachgewiesen werden kann.

Saunders et al. (2004) verabreichten 15 Ausdauersportlern ebenfalls ein Kohlenhydrat bzw. ein Kohlenhydrat-Protein Getränk und testeten sie am Radergometer erst bei 75% bis zur Erschöpfung und im Anschluss daran, 12 bis 15 Stunden später, noch einmal bei 85% bis zur Erschöpfung. Durch die Gabe von zusätzlichen Proteinen (insgesamt 18 g Weizenprotein) konnten die Sportler sowohl beim ersten Zeitfahren (+29%) als auch beim zweiten (+40%) ihre Leistung verbessern(Abb. 20a). Erstaunlich war auch die Analyse der Kreatinphosphokinasekonzentration (CPK) im Serum, die in der Gruppe mit der Protein-Supplementation um 83% niedriger war (Abb. 20b).

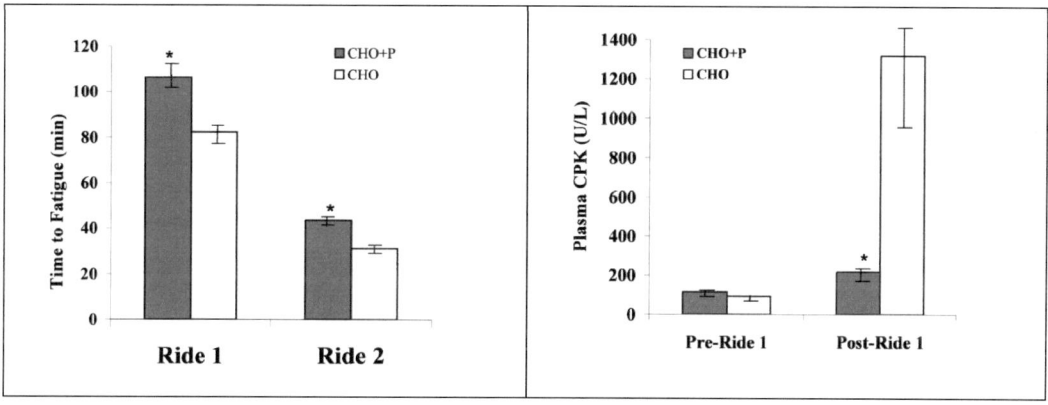

Abb. 20a: Zeit bis zur Erschöpfung   **b: Plasma CPK-Werte (Saunders et al., 2004)**

Auch Ivy et al. (2003) konnten eine Leistungssteigerung von 36% durch die Gabe eines Kohlenhydrat-Proteingemisch erzielen. Der Unterschied dieser beiden Studien zu der von Colombani et al. (1999) liegt darin, dass sie den Sportlern kein isokalorisches Proteingetränk sondern Proteine zusätzlich zur absoluten Kohlenhydratkonzentration beigaben. Beide Forscherteams können zwar keine eindeutige Begründung für die Leistungsverbesserung liefern, vermuten aber eine verbesserte Ausnützung der zugeführten Kohlenhydrate, wenn gleichzeitig freie Aminosäuren im Blut vorhanden sind. Wie im Kapitel der Kohlenhydrate ausführlich beschrieben, erreicht die maximale Oxidation extern zugeführter Kohlenhydrate ein leveling off, das bei etwa 1,2g/kgKg/h liegt. Wenn dem Körper ein alternatives Substrat (in diesem Fall zusätzlich Proteine) zur Verfügung steht, ist zu vermuten, dass auch mehr Energie absolut durch externe Zufuhr verbrannt werden kann. Diese Vermutung spiegelt sich auch in der Insulinkonzentration im Blut wider. Obwohl Ivy et al. (2003) durch Gabe von Proteinen gemeinsam mit Kohlenhydraten keinen signifikanten Unterschied in der Insulinkonzentration feststellen konnten, bestand jedoch eine Tendenz dazu. Für eine Bestätigung dieser Theorie sind bisher nur wenige Studien veröffentlicht worden.

Ein Anzeichen dazu konnten Williams et al. (2003) liefern, die ebenfalls durch eine Protein-gabe sowohl die Dauer bis zur Erschöpfung verlängern als auch die Regeneration nach der Belastung verbessern konnten. Weiters konnten sie jedoch einen signifikanten Anstieg der Insulinkonzentration feststellen, was die Theorie von Ivy et al. (2003) bestätigt.

Als eine weitere mögliche Begründung der Leistungssteigerung nennen die Autoren die anaplerotischen Wirkung des Proteinstoffwechsels. Ab- und Umbauprodukte können in den Intermediärstoffwechsel eingeschleust werden und liefern z.B. dem Citratzyklus Substrate, bei denen es unter extremen Belastungen zu Mangelerscheinungen kommt.

In Abb. 20b wird eindrucksvoll gezeigt, wie stark die Produktion der Kreatinkinase, ein Parameter zur indirekten Feststellung der Muskelzerstörung, durch die Gabe von Proteinen während der Belastung gesenkt werden kann. Saunders et al. 2004 erklärten diesen markanten Unterschied damit, dass einerseits weniger körpereigenes Protein oxidiert und dadurch das Aminosäurenmuster weniger beeinflusst wurde. Andererseits ist durch einen Anstieg von bestimmten Aminosäuren im Blut die Verfügbarkeit der Bausteine für die Regeneration unmittelbar nach Belastung bereits gegeben und die anabole Phase kann früher beginnen. Eine wissenschaftliche Bestätigung dieser Theorie konnten sie mit dieser Studie jedoch nicht liefern und geben einen Anstoß für weitere Untersuchungen.

4.5.2. Proteine und Glykogen Resynthese

Abgesehen von der positiven Wirkung während der Belastung für die Energiebereitstellung und gegen die Proteindegradation, besteht die Vermutung, dass Proteine die Wiederauffüllung der Glykogenspeicher unterstützen. Besonders eindrucksvolle Ergebnisse konnten Williams et al. (2003) liefern, die neben einer 55%igen Leistungssteigerung bei 85% VO_2max bis zur Erschöpfung auch eine verbesserte Glykogenresynthese von 125% nachweisen konnten.

	Nach Belastung	Nach 4 Stunden	Δ
Kohlenhydrat-Protein	226±32	386±35	159±18
Kohlenhydrat	236±24	305±32	69±32

Tab. 15: Glykogenresyntheserate in μmol/g Trockenmasse (Williams et al., 2003)

Das Forscherteam sieht die primäre Ursache sowohl für die Leistungsverbesserung als auch für die erhöhte Resyntheserate in der erhöhten Verfügbarkeit von Glucose und in der um beinahe 100% höheren Insulinkonzentration im Blut.

Ivy et al. (2002) konnten ebenfalls durch Gabe von Proteinen eine verbesserte Glykogenresynthese nach einer vollkommenen Glykogenentleerung nachweisen. Der Insulin-spiegel während und nach der Belastung zeigte jedoch keine Unterschiede, womit sie das Ergebnis von Williams et al. (2003) nicht bestätigen konnten. Der Unterschied zu dieser Studie bestand darin, dass bei Ivy et al. (2002) die Glykogenspeicher nach Belastungsende ein viel niedrigeres Ausgangsniveau aufwiesen. Sie meinen, dass die unmittelbare Resynthese am höchsten ist, wenn die Glykogenspeicher vollkommen entleert sind. Bestätigen konnten sie dies damit, dass die Auffüllung der Glykogenspeicher in den ersten 40 Minuten im Vergleich zu der Gruppe, die nur Kohlenhydrate verabreicht bekam, am höchsten war (Abb. 21).

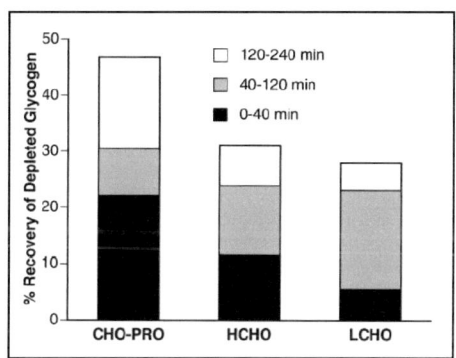

Abb. 21: Glykogenresyntheserate im Verlauf der ersten 4 Stunden nach Belastung (Ivy et al., 2002)

Ivy et al. (2002) sehen darin eine Empfehlung für Sportler, die in einer sehr kurzen Zeit ihre Glykogenspeicher auffüllen müssen. In Sportarten, bei denen mehrere intensive Belastungen an einem Tag erforderlich sind, wie zum Beispiel bei Turnierspielen oder bei mehrmaligem Training an einem Tag, würden die Sportler von einer Proteinsupplementation unmittelbar nach und dann stündlich nach der Belastung profitieren. Ist die Wiederauffüllung der Glykogenspeicher erst am nächsten Tag erforderlich, so gibt es im Vergleich zu einer reinen Kohlenhydratgabe keinen Vorsprung mehr.

Da eine Proteinsupplementation für die Glykogenresynthese offensichtlich erst eine Bedeu-tung nach vollkommener Glykogenentleerung hat, konnten viele weitere Studien keinen eindeutigen Hinweis für eine ergogene Wirkung liefern. So konnten zum Beispiel Tarnopolsky et al. (1997) sowohl bei Männern als auch bei Frauen eine deutlich höhere Resyntheserate durch Gabe eines Kohlenhydrat-Protein-Getränks bewirken. Jedoch 8 Stunden nach der Belastung fanden sie bereits gleiche Glykogenspeicher vor. Dieser minimale Vorsprung ließ sich auch ausgleichen, indem den Sportlern von Beginn eine höhere Kohlenhydratmenge zugeführt wurde. Auch Tarnopolsky et al. (1997) kamen zu dem Schluss, dass eine zusätzliche Proteingabe nur dann sinnvoll ist, wenn mehrmals täglich bzw. am Abend und am darauf folgenden Morgen trainiert wird oder wenn es dem Sportler nicht möglich ist, innerhalb der nächsten 24 Stunden eine kohlenhydratreiche Kost zu sich zu nehmen.

Auch Van Loon et al. (2000) konnten durch zusätzliche Gabe von Weizenproteinen nach Glykogenentleerung eine gesteigerte Glykogenresynthese nachweisen. Sie verabreichten den Sportlern unmittelbar nach Belastung entweder 0,8g/kg/h Kohlenhydrate bzw. 0,4g/kg/h Proteine zusätzlich zu den 0,8g/kg/h Kohlenhydraten. In diesem Design konnte eine 113%ige Erhöhung der Resyntheserate bewirkt werden, die jedoch durch eine weitere Versuchsreihe, in der 1,2g/kg/h Kohlenhydrate alleine verabreicht wurden, sogar noch übertroffen wurde (Abb. 22).

Erstaunlicherweise konnten Van Loon und seine Kollegen in der Gruppe mit der Kohlenhyrat-Protein-Supplementation die höchste Insulinkonzentration feststellen. Jentnens et al. (2001) konnten dieses Ergebnis mit einem ähnlichen Design bestätigen und kommen zu dem Schluss, dass die Insulinkonzentration für die Glykogenresynthese nicht der einzig limitierende Faktor sei, sondern die Menge an Kohlenhydraten, die der Organismus aufnehmen kann, die wiederum von anderen Faktoren wie zum Bespiel der Magenentleerung oder der intestinalen Absorption abhängig ist.

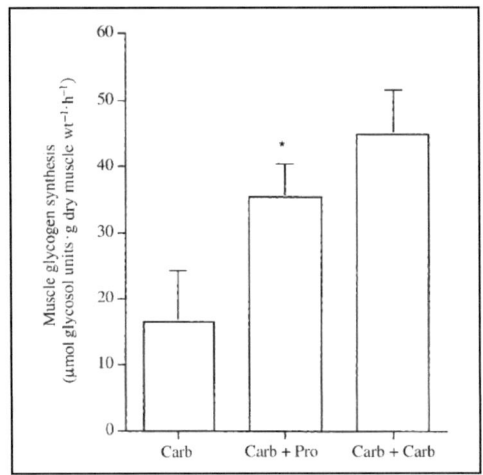

Abb. 22: Glykogenresynthese in den ersten 5 Stunden nach Belastung (Van Loon et al., 2000)

4.5.3. Verzweigtkettige Aminosäuren im Ausdauersport

Ende der 70er Jahre wurden die verzweigtkettigen Aminosäuren (BCAA = branched chain amino acids) Leucin, Isoleucin und Valin als dritter Energielieferant der Skelettmuskulatur neben den Kohlenhydraten und dem Fett eingestuft (Goldberg & Chang, 1979). BCAA haben nämlich die Eigenschaft, nach der Absorption die Leber zu passieren und bevorzugt von der Muskulatur aufgenommen zu werden, wo sie verstoffwechselt werden.

Man konnte feststellen, dass unter Belastung (abhängig von Intensität und Dauer) die Konzentration der verzweigtkettigen Aminosäuren sinkt und der Enzymkomplex namens „banched-chain oxo-acid dehydrogenase" (BCOA-DH) parallel dazu ansteigt. Dieser Effekt ist umso ausgeprägter, je niedriger die Glykogenspeicher sind.

Jackman et al. (1997) konnten nachweisen, dass eine negative Korrelation zwischen der BCOA-DH Aktivität und den Glykogenspeichern besteht. Dieser Zusammenhang ist auch vice versa gegeben: die Verabreichung von Kohlenhydraten geht mit einer Reduktion der Aktivität der BCOA-DH und mit einer Reduktion der Oxidation von verzweigtkettigen Aminosäuren einher. Shimomura et al. (2004) sehen nicht nur im Kohlenhydratmangel eine gesteigerte Oxidation verzweigtkettiger Aminosäuren, sondern vermuten, dass die freien Fettsäuren das wichtigste regulierende Substrat seien.

Zahlreiche Studien (Tab. 14) haben sich mit dem Thema beschäftigt, ob und in welchem Ausmaß Ausdauerbelastungen zu Veränderungen der BCAA-Konzentration im Plasma bzw. im Skelettmuskel führen. Die Ergebnisse sind nicht ganz einheitlich, vor allem deshalb, da allfällige Veränderungen von Aminosäurenkonzentration im Plasma bzw. im Skelettmuskel u.a. von der beteiligten Muskulatur, von der Intensität und von der Dauer der Belastung abhängen.

So konnten McLean et al. (1996) keinen Einfluss auf die Konzentration der BCAA im Plasma nachweisen, wenn lediglich ein einziger Muskel (m. quadrizeps femoris) für die Dauer von 90min mit einer Intensität von bis zu 70% der maximalen Leistungskapazität belastet wurde. Wenn nicht nur einzelne Muskelgruppen, sondern der Gesamtorganismus einer Ausdauerbelastung exponiert wird, führt dies ebenfalls zu keinen wesentlichen Veränderungen der BCAA-Konzentration im Plasma, sofern die Belastung nur über eine begrenzte Zeit erfolgt. Dies gilt auch dann, wenn eine hohe Belastungsintensität gewählt wird (Blomstrand et al., 1995). Einen deutlichen Abfall der BCAA-Konzentration von 20% konnten sie jedoch mit dem gleichen Studiendesign nach vorheriger Glykogenentleerung nachweisen.

Blomstrand & Saltin (2001) verabreichten Ausdauersportlern während und nach einer einstündigen Belastung insgesamt 8g BCAA. Im Vergleich zur Kontrollgruppe konnten sie dadurch weder eine Leistungssteigerung noch einen Unterschied im Aminosäurenprofil nachweisen. Sowohl in der Kontroll- als auch in der Interventionsgruppe stieg die Konzentration der aromatischen Aminosäuren an und die der verzweigtkettigen fiel ab. Nach Beendigung der Belastung konnte in der Gruppe, in der BCAA verabreicht wurde, eine schnellere Senkung der aromatischen Aminosäuren festgestellt werden. Die Forscher kommen zu dem Schluss, dass die Einnahme von BCAA einen ergogenen Effekt auf den Proteinmetabolismus eher in der Regenerationsphase als während der Belastung hat.

In der Übersichtsarbeit von Wagenmakers (1999) konnte zusammenfassend gesagt werden, dass die verzweigtkettigen Aminosäuren zwar in den Energiestoffwechsel eingebunden werden, die Oxidationsrate unter Belastung jedoch nur um das Zwei- bis Dreifache erhöht ist, die Rate der Kohlenhydrat- bzw. der Fettoxidation hingegen um das 10 bis 20fache ansteigt. Weiters haben Kohlenhydrate eine hemmende Wirkung auf die BCOA-DH Aktivität, was eine Supplementierung von verzweigtkettigen Aminosäuren während einer Ausdauerbelastung unnötig macht.

4.5.4. Verzweigtkettige Aminosäuren und zentrale Ermüdung

Wie oben bereits erwähnt, kann ein erhöhtes Tryptophan:BCCA Verhältnis zu einer gesteigerten Synthese von Serotonin führen und folgend die zentraler Ermüdung begünstigen. Der Grund dafür scheint die vermehrte Oxidation von verzweigtkettigen Aminosäuren zu sein, was einen erleichterten Durchgang von Tryptophan ins Gehirn ermöglicht. In der Theorie könnte die Gabe von BCAA eine ergogene Wirkung auf die zentrale Ermüdung haben, in dem sie das Verhältnis von Tryptophan und BCAA senkt.

Es wurde daher im Rahmen mehrerer Studien versucht, durch eine BCAA-Supplementierung die BCAA-Konzentration im Plasma zu erhöhen, um die Ratio Tryptophan/BCAA zu stabilisieren bzw. sogar zu reduzieren. Die Ergebnisse scheinen nicht zuletzt von der verabreichten BCAA-Dosis abzuhängen. So konnten Lambert et al (1995) durch Gabe von 3,8g BCAA keine Beeinflussung des Tryptophan/BCAA-Verhältnis bewirken; auch mit 10g konnten Blomstrand et al (1991) keine signifikante Änderung nachweisen. Erst ab einer Gabe von 14g BCAA wurde das Verhältnis positiv beeinflusst (Gastmann et al., 1996).

Madsen et al. (1996) verabreichten ihren Testpersonen 15g verzweigtkettige Aminosäuren und konnten ebenfalls eine deutliche Senkung der Ratio Tryptophan/BCAA bewirken.

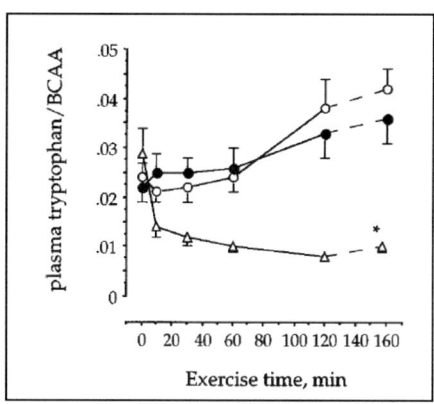

Abb. 23: Tryptophan/BCAA-Verhältnis nach Gabe von (Δ) BCAA, (●) Kohlenhydraten oder (○) Placebo (Madsen et al., 1996)

Bei genauerer Betrachtung kommt jedoch zum Vorschein, dass diese Veränderung ausschließlich auf eine gesteigerte Konzentration verzweigtkettiger Aminosäuren im Blut zurückzuführen ist und dass die absolute Konzentration von Tryptophan dadurch nicht beeinflusst wird.

Wenn nun die Hypothese der zentralen Ermüdung im Zusammenhang mit einer gesteigerten Tryptophanaufnahme in das Gehirn valide ist, müsste eine Supplementierung mit Tryptophan zu einer Verschlechterung der Ausdauerleistung im Sinne einer verkürzten Belastungszeit führen. Van Hall et al. (1995) konnten jedoch auch durch Gabe großer Mengen Tryptophan (3 Gramm) keine Leistungseinbußen feststellen. Setzt man jedoch einen Serotonin-Antagonisten ein, so wird die Leistung sehr wohl negativ beeinflusst.

Strüder et al. (1998) verabreichten 10 ausdauertrainierten Sportlern Paroxetin, einen Serotonin-Wiederaufnahme-Hemmer, der in Antideppressionstherapie eingesetzt wird und belasteten sie bis zur Erschöpfung am Fahrradergometer. Sie konnten in ihrer Studie belegen, dass allein durch die Hemmung von Serotonin die Leistung um 15% niedriger ausfiel als im Vergleich zur Placebogruppe, was die Theorie der „zentralen Ermüdung" bestätigte.

Die Forscher (Van Hall et al., 1995) vermuten, dass Ausdauersportler im Laufe der Trainingsjahre eine Art „Downregulierung" der Serotoninrezeptoren erfahren bzw. die Umwandlung von Tryptophan in Serotonin nicht mehr so effektiv stattfindet.

In der Übersichtsarbeit von Armsey & Grime (2002) konnte zusammenfassend gesagt werden, dass eine BCAA-Supplementation den unerwünschten Anstieg der Tryptophankonzentration während einer Ausdauerbelastung zwar nicht verhindert, durch Verabreichung entsprechend hoher Dosen (ab 10g BCAA) das Verhältnis von Tryptophan/BCAA jedoch stabilisiert bzw. sogar erniedrigt werden kann, was sich theoretisch

auf die „zentrale Ermüdung" und damit auf die Leistung während einer intensiven Ausdauerbelastung günstig auswirken müsste. Bis dato ist jedoch noch nicht genau klar, wie sich das
Ausdauertraining selbst auf die Serotoninsynthese bzw. deren Rezeptoren auswirkt.
Blomstrand et al. konnten bereits 1991 bei Marathonläufern den Hinweis dafür liefern, dass
eine Zufuhr von BCAA lediglich bei langsameren, also weniger ausdauertrainierten Läufern
eine positive Wirkung haben könnte.

4.6. Empfehlung für die tägliche Aufnahme

Der Eiweißbedarf wird von der Körpermasse und vom Lebensalter bestimmt. Im Wachstumsalter
liegt der Bedarf laut der DACH Gesellschaft für Ernährung zwischen 0,9 g/kgKg/d (für Kinder
und Jugendliche von 9 bis 19 Jahre) und 2,7g/kgKg/d (für Kleinkinder bis zum ersten Lebensmo-
nat). Die DACH-Referenzwerte empfehlen für eine erwachsene Person eine tägliche Aufnahme
von 0,8g pro Kilogramm Körpergewicht, was einen Anteil am Energiegehalt der täglich aufgenommenen Nahrung von etwa 10 bis 12% ausmacht. In Tab. 16 ist eine Auflistung von Studien
zu sehen, die experimentell den Bedarf an Proteinen für Ausdauersportler untersuchten.

Studie	Geschl.	Empfehlung (g/kgKg/d)	Anteil der Energieauf-nahme
Tarnopolsky et al. (1997)	♂	1,9	17
	♀	1,2	14
Tarnopolsky et al. (1995)	♂	1,8	15
	♀	1,0	12
Tarnopolsky et al. (1988)	♂	1,5	11
Phillips et al. (1993)	♂	1,9	15
	♀	1,0	13
Schultz et al (1992)	♀	1,4	14
Tarnopolsky et al. (1990)	♂	1,2	12
	♀	1,7	13
Saris et al. (1989)	♂	2,2	15
Deuster et al. (1986)	♀	1,6	13
Nelson et al. (1986)	♂	1,0	15
	♀	0,7	15
Marcus et al. (1985)	♂	1,3	17
	♀	1,0	15
Drinkwater et al (1984)	♂	1,1	13
	♀	1,2	16

Tab. 16: Studienvergleich zur Empfehlung der täglichen Proteinaufnahme für Ausdauersportler

Insgesamt kann davon ausgegangen werden, dass Ausdauersportler einen höheren Proteinbedarf haben als Inaktive. Übersichtsarbeiten von Lemon (1995) oder Tarnopolsky (2004) sehen eine Zufuhr von 1,2 bis 1,4g/kgKg/d für Ausdauersportler als angemessen, ohne dass eine negative Stickstoffbilanz entsteht.

Tarnopolsky (2004) gibt jedoch zu bedenken, dass eine allgemeine Zufuhrempfehlung nicht statthaft sei, da der Mehrverbrauch von vielen Faktoren abhängt. So beeinflusst der Trainingszustand, die Trainingsdauer und die Trainingsintensität genauso den Bedarf wie die Menge der täglich aufgenommenen Gesamtenergie oder aber auch das Geschlecht selbst. Ein Freizeitsportler, der drei Mal die Woche eine Stunde bei 50% VO_2max laufen geht, wird einen entsprechend geringeren Mehrbedarf haben als ein Leistungssportler, der bis zu 40 Stunden teils intensivstes Training absolviert. Deshalb sehen nicht nur Tarnopolsky (2004) und Lemon (2000) sondern auch Wolfe (2000) oder Hoffmann & Falvo (2004) für niedrige bis moderate Ausdauerbelastungen keinen erhöhten Bedarf an Proteinen.

Auch für Sportler mit großen Trainingsumfängen und intensiven Trainingseinheiten sehen sie keine große Gefahr der Unterversorgung, da durch den Mehrbedarf an Energie gleichzeitig auch der absolute Anteil an aufgenommen Proteinen steigt, zumindest so lange der Proteinanteil 10 bis 15% der Gesamtenergie beträgt. Angenommen, ein männlicher, 70kg schwerer Ausdauersportler muss auf Grund seines Trainings im Schnitt 1500kcal pro Tag mehr Energie zu sich nehmen, so steigt der Gesamtenergiebedarf auf mindestens 4000kcal pro Tag. Sollte sich dieser Sportler eiweißarm ernähren und nur den unteren Empfehlungswert von 10% erreichen, so nimmt er noch immer etwa 100g Eiweiß pro Tag zu sich, was mehr als 1,4g/kgKg entspricht. Wenn er sich eiweißreich ernährt, kommt er sogar auf 2g/kgKg/d.

	Männer	Frauen
Tierisches Protein (g)	59 ± 30	44 ± 25
Pflanzliches Protein (g)	31 ± 14	26 ± 11
Gesamt	90 ± 35	70 ± 27

Tab. 17: Mittlere tägliche Proteinzufuhr bei österreichischen Erwachsenen (Ernährungsbericht 2003)

Wenn man zusätzlich das Ernährungsverhalten eines durchschnittlichen Österreichers genauer analysiert, so erfährt man, dass im Schnitt der Mann 90g und die Frau 70g Proteine pro Tag zu sich nimmt (Tab. 17). Außerdem wird in unseren Breiten noch immer relativ viel tierisches Eiweiß verzehrt, was die Qualität der Proteine weiter steigert.

Eventuelle Problembereiche der Unterversorgung sieht Lemon (2000) nur bei bestimmten Personengruppen, die einen besonderen Mehrbedarf aufweisen, wie zum Beispiel Personen im Wachstumsalter oder bei Muskelaufbau. Weiters kann eine strikt vegane Ernährungsweise eine ausreichende Proteinversorgung bzw. eine Zufuhr von Proteinen in ausreichender Qualität oft nicht gewährleisten. Auch Sportler, die auf Grund ihrer Sportart ein sehr niedriges Körpergewicht halten müssen (z.B. Rhythmische Gymnastik, Skispringen) und dementsprechend wenig Energie zu sich nehmen, können leicht unterversorgt werden. Tarnopolsy (2004) sieht weiters ein Problem im Falle einer hohen Umfangssteigerung, wie es bei Trainingslagern oft der Fall ist.

Für eine schädigende Wirkung einer Proteinzufuhr über die empfohlene Menge hinaus gibt es nach heutigem Kenntnisstand keinen direkten experimentellen Nachweis. Mit steigender Proteinzufuhr erhöht sich die Menge der ausscheidungspflichtigen Endmetaboliten des Proteinstoffwechsels und es kommt parallel zu einer erhöhten glomerulären Filtrationsrate in der Niere (Brändle et al., 1996). Beschrieben ist ferner eine Erhöhung der renalen Calcium-Exkretion als Folge einer erhöhten Proteinzufuhr (Itoh et al., 1998). Das kann einen negativen Effekt auf die Calciumbilanz und die Knochengesundheit haben und birgt die Gefahr der Bildung von Calciumoxalatsteinen in der Niere in sich. Darüber hinaus kommt es mit zunehmendem Proteinkonsum zur vermehrten Bildung von Ketonkörpern, was zu einer metabolischen Azidose führt. Langfristig steigt dadurch das Risiko von Herz-Kreislaufstörungen. Foster et al. (2003) relativierten jedoch das Risiko in einer Langzeitstudie, bei der sie feststellen konnten, dass in den ersten Monaten einer proteinreichen Diät die Ketonkörperproduktion zwar stark erhöht war, die Konzentration nach einem halben Jahr jedoch wieder ein Normalniveau erreichte. Sie bewiesen damit, dass sich der Körper auch langfristig an eine proteinreiche Ernährung anpassen kann. Leider wurden diese Studien nicht bei Sportlern durchgeführt.

Die DACH Gesellschaft für Ernährung sieht deshalb bei etwa 2g/kgKg Proteinzufuhr pro Tag die obere sichere Grenze, bei der keine unerwünschten Wirkungen zu erwarten sind (DACH-Referenzwerte, 2001).

5. Vitamine

Nach offizieller Definition sind Vitamine organische Verbindungen, die der Körper nicht oder nur in unzureichender Menge synthetisieren kann. Vitamine sind Wirkstoffe, die für Wachstum, Erhalt und Fortpflanzung des Menschen unentbehrlich sind. Sie müssen in kleinen Mengen zugeführt werden und werden nur zu einem geringen Teil im Energiestoffwechsel abgebaut. Die Vitamine stellen keine Bauelemente der Gewebe oder Organe dar. Sie werden im Körper zur Ausübung und Aufrechterhaltung physiologischer Funktionen benötigt indem sie zum Beispiel als Biokatalysatoren in den Enzymen an der Steuerung und Regulation aller Stoffwechselvorgänge beteiligt sind oder als Antioxidantien wirken.

5.1. Allgemeine Aspekte

5.1.1. Einteilung:

Es sind 13 Vitamine bekannt, deren Zufuhr mit der Ernährung für den Organismus unverzichtbar ist. Vier dieser Vitamine sind fettlöslich und werden mit dem Fettanteil der Ernährung aufgenommen, die restlichen neun sind wasserlöslich und verteilen sich über ein großes Spektrum verschiedener Lebensmittel.

Fettlösliche Vitamine (Vitamin A, D, E und K) haben den selben Stoffwechselweg wie die Nahrungsfette. Wegen der Fettlöslichkeit können sie auch im Fettgewebe teils in großen Mengen gespeichert werden was unter Umständen bei einer Überdosierung sogar toxisch wirken kann.

Wasserlösliche Vitamine (Thiamin, Riboflavin, Niacin, Pyridoxin, Pantothensäure, Biotin, Folsäure, Cobalamin und Ascorbinsäure) werden nur beschränkt im Körper gespeichert, was bei einem Vitamindefizit schon relativ kurzfristig zu Mangelsymptomen und zu einer Beeinträchtigung der körperlichen Leistungsfähigkeit führen kann. Zuviel aufgenommene Vitamine werden Dank der Wasserlöslichkeit mit dem Harn wieder ausgeschieden, so dass Überdosierungen selten vorkommen. (Elmadfa & Leitzmann, 1998)

Fettlösliche Vitamine

Vitamin	Vorkommen	Funktion	Mangel
Vitamin A (Retinol)	Leber, Lebertran, Eigelb	Beteiligung am Sehvorgang, Wachstum	Nachtblindheit, Hautverhornung
Vitamin D (Calciferole)	Leber, Lebertran, Eigelb	Beteiligung am Calciumstoffwechsel	Rachitis, Osteomalzie
Vitamin E (Tocopherol)	Weizenkeime, Getreidekörner, Eier, Öle	Antioxidans, verhindert Peroxidation von Membranfettsäuren	Unspezifische Symptome
Vitamin K (Phyllochinone)	Grüne Pflanzen	Beteiligung an der Blutgerinnung	Hömorrhagie

Wasserlösliche Vitamine

Vitamin	Vorkommen	Funktion	Mangel
Thiamin (Vitamin B1)	Weizenkleide, Hefe Vollkornprodukte	Beteiligung am Kohlenhydratstoffwechsel	Beriberi, Störung der Muskel- und Herzfunktion
Riboflavin (Vitamin B2)	Milch, Fleisch, Hefe	Bestandteil von Enzymen der Atmungskette	Mundwinkelfissuren, Glossitis
Pyridoxin (Vitamin B6)	Hefe, Weizen, Mais, Leber	Beteiligung am Proteinstoffwechsel	Wachstumsstörungen, Hautveränderungen
Pantothensäure	Eigelb, Nieren, Leber, Hefe	Bestandteil des Coenzym A	Seltenes Vorkommen
Folsäure	Leber, Nieren, Blattgemüse	Beteiligung am Proteinstoffwechsel	Anämien
Cobalamin (Vitamin B12)	Tierische Lebensmittel	Beteiligung an der Blutbildung	Anämien
Biotin	Sojamehl, Leber, Hefe	Bestandteil vieler Enzymreaktionen	Haar- und Hautveränderungen
Ascorbinsäure (Vitamin C)	Obst, Gemüse	Antioxidans, Beteiligung an vieler intermediären Stoffwechselvorgängen	Skorbut, Blutungen an Haut und Schleimhaut

Tab. 18: Fett- und wasserlösliche Vitamine (Löffler & Petrides, 2003)

5.1.2. Bedarf und Mangelerscheinungen

Allgemein gesehen wird ein Vitaminmangel durch eine unzureichende Versorgung, die über verringerte Nährstoffspeicher zu vielfältigen biochemischen Veränderungen und subklinischen, jedoch unspezifischen Symptomen führt und sich dann in spezifischen klinischen Krankheitsbildern manifestiert, verursacht. Der Vitaminmangel kann mit seinen verschiedenen Etappen mit einem Eisberg verglichen werden (Abb. 24). Nur die Spitze ragt über den Wasserspiegel hinaus und ist damit sichtbar. Der Rest des Eisberges bleibt verborgen. (Elmadfa & Leitzmann, 1998)

Ursachen für eine Unterversorgung an Nährstoffen können eine unzureichende Zufuhr (z.B Mangel- oder einseitige Ernährung), gestörte intestinale Resorption (z.B. durch Krankheit) oder eine beeinträchtigte Umwandlung des Vitamins in seine Wirkform (z.B. Überführung in die Coenzymform durch andere Synergisten) sein.

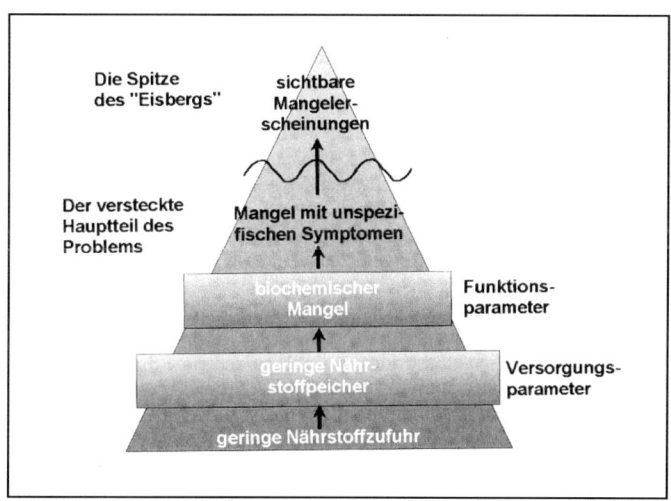

Abb. 24: Eisbergmodell eines Nährstoffmangels (Elmadfa & Leitzmann, 1998)

Exakte Zahlen für den täglichen Minimalbedarf wurden an einzelnen Versuchspersonen für einige Vitamine ermittelt. Da der Bedarf in den meisten Fällen jedoch nicht genau bekannt ist, begnügt man sich mit Empfehlungen für die wünschenswerte Höhe der Zufuhr, in denen die individuellen Schwankungen, der veränderte Bedarf bei erhöhtem Kalorienverbrauch, Wachstum, Schwangerschaft und Stillzeit sowie ein angemessener Sicherheitszuschlag berücksichtigt wird. Auf Grund dieser Schätzung ist anzunehmen, dass statistisch gesehen etwa 97,5% der Bevölkerung sicher versorgt sind, ohne auf der anderen Seite mit diesem Nährstoff überversorgt zu sein (Löffler & Petrides, 2003).

5.1.3. Vitamine als Antioxidantien

Unter normalen physiologischen Bedingungen entstehen im Organismus durch die aerobe Energiebildung in den Mitochondrien freie Radikale und reaktive Sauerstoffverbindungen. Man schätzt, dass bei der aeroben Energieproduktion ca. 2 bis 3% des verbrauchten Sauerstoffs freie Radikale verursachen, die höchst reaktiv und durch eine sehr kurze Halbwertszeit gekennzeichnet sind.

Freie Radikale sind Atome oder Moleküle, die ein freies ungepaartes Elektron besitzen. Meistens eines zu wenig und – seltener – eines zuviel. Dadurch sind sie sehr instabil. Ihre Halbwertszeit beträgt nur einige Mirko- oder Millisekunden. In dieser Zeit reagieren sie mit allem, was sie umgibt und können bei fehlender oder ungenügender Inaktivierung meist nach Art einer Kettenreaktion unter Bildung von neuen freien Radikalen zur Schädigung von Makromolekülen (Proteinen, Kohlenhydraten, Lipiden und Nukleinsäuren) führen. So wird die Schädigung von Proteinen im Auge mit der Kataraktgenese in Verbindung gebracht. Veränderungen in der DNA können zur Krebsentstehung bzw. Lipidperoxidanionen zur Atheroskleroseentwicklung und frühzeitiger Alterung der Zellen beitragen. Dabei sind hier die Fettsäuren der Mitochondrienmembran besonders betroffen, da auf Grund der oxidativen Energiegewinnung in den Mitochondrien vermehrt freie Radikale entstehen, die direkt die Membran beschädigen können (Konopka, 2003). Freie Radikale können auf vielfältigste Weise auch endogen durch das Immunsystem bei der Bekämpfung von Krankheitserregern („respiratory burst") oder bei Entzündungsreaktionen entstehen. Weitere exogene Faktoren zur Radikalbildung sind zum Beispiel Zigarettenrauch, UV-Licht, Ozon und Strahlung sowie verschiedene Medikamente.

Um die zerstörerische Wirkung reaktiver Sauerstoffspezies unter Kontrolle zu halten, haben alle aeroben Organismen verschiedene Strategien entwickelt. Dabei unterscheidet man zwischen enzymatischen (z.B. Superoxid-Dismutase oder Glutathionperoxidase) und nicht enzymatischen Abwehrmechanismen, zu denen die Vitamine C und E gezählt werden (Löffler & Petrides, 2003).

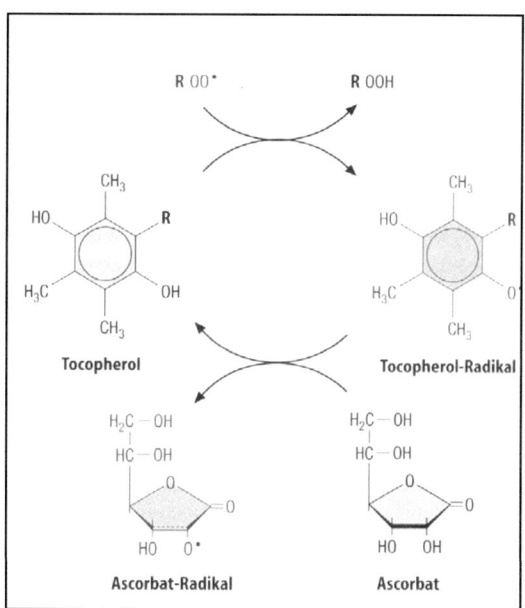

Abb. 25: Nicht-enzymatische Unterbrechung der Lipidperoxidationskette und Regenerierung von Tocopherol (Löffler & Petrides, 2003)

Antioxidantien sind in der Lage, die überschießende Bildung freier Radikale, den so genannten oxidativen Stress, zu verhindern, schädliche, durch freie Radikale ausgelöste Kettenreaktionen zu unterbrechen und die körpereigenen Schutzsysteme gegen freie Radikale zu Schützen. Vitamin E wird dabei als das effektivste antioxidative System betrachtet. Es hemmt die Lipidperoxidation sowohl in der Mitochondrien- als auch in der Zellmembran. Der größte Vitamin E-Pool befindet sich in der Membran der Mitochondrien. Auch dem Vitamin C wird eine wichtige Funktion zur Regenerierung von Vitamin E zugeschrieben (Abb. 25).

5.1.4. Ergogene Wirkung

Da die Vitamine für den normalen Ablauf aller Stoffwechselvorgänge notwendig sind, werden sie im Sport insgesamt vermehrt benötigt. Auf Grund der erhöhten Stoffwechselvorgänge unter Belastung werden auch vermehrt Vitamine benötigt. Anzunehmen ist aber, dass dieser Mehrbedarf über die gleichzeitig vermehrte Nahrungsaufnahme abgedeckt werden kann (Knechtle, 2002).

Zu Mangelerscheinungen kann es dennoch kommen, wenn z.B. die bereits oben angeführten Ereignisse wie zum Beispiel Krankheiten, Medikamenteneinnahme oder Resorptionsstörungen zutreffen oder wenn sich der Sportler nach Leistungsklassen orientieren und das Gewicht niedrig halten muss.

Mangelerscheinungen wirken sich zuerst in einem Absinken der allgemeinen körperlichen Leistungsfähigkeit aus. Da die Speicher (zumindest für die wasserlöslichen Vitamine) relativ gering sind, kann man bereits nach 3 bis 4 Wochen einer Minderversorgung einzelner Mikronährstoffe mit einer Leistungseinbuße rechnen. Eine Vitaminzufuhr kann diese Mangelerscheinung kurzfristig beseitigen und dadurch die Leistungsfähigkeit und Leistungsbereitschaft wieder normalisieren. Gaben großer Vitamindosen über den Bedarf hinaus haben keinen weiteren leistungssteigernden Effekt. Eine Überdosierung von fettlöslichen Vitaminen können sogar Intoxikationen hervorrufen und die überschüssigen wasserlöslichen Vitamine müssen über die Niere ausgeschieden werden (Konopka, 2002).

5.2. Vitamin A (Retinol)

Vitamin A ist formal ein aus 4 Isopreneinheiten zusammengesetzter primärer Alkohol, der sich von den Carotinoiden ableitet. Einige dieser Carotinoide, auch als Provitamin A bezeichnet, können im Organismus mit unterschiedlicher Effizienz in Vitamin A umgewandelt werden.

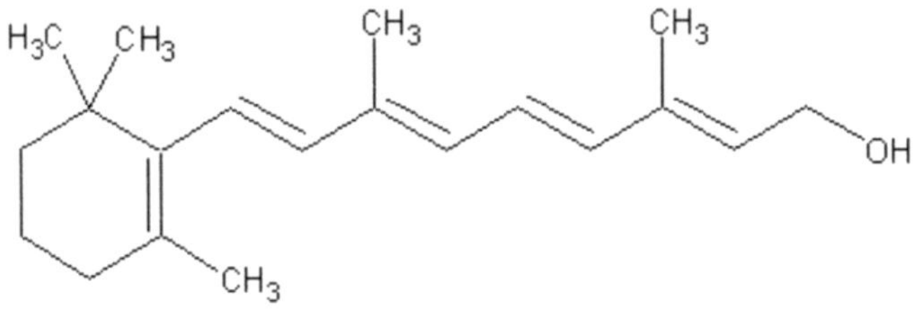

Abb. 26: Strukturformel Vitamin A (www.wikipedia.de)

Vorkommen

Vitamin A selbst kommt nur in tierischen Nahrungsmitteln und da vor allem in der Leber, in Fischölen und im Eidotter vor. In den Pflanzen kommt nur die Vorstufe, das Betacarotin vor, das enzymatisch zu Vitamin A umgewandelt wird.

Funktion

Wesentliche Wirkungen von Vitamin A sind die Beteiligung am Wachstum und an der Differenzierung von Haut- und Schleimhäuten sowie am Sehvorgang. Das lichtempfindliche Pigment im Auge (Sehpurpur) kann nur mit Hilfe von Vitamin A gebildet werden. Vitamin A ist bei der Bildung des Wachstumshormons beteiligt. Die Fortpflanzung ist abhängig von der Vitamin A-Versorgung. Das Vitamin A wird bei der Schwangerschaft benötigt und auch bei

76

der Bildung des männlichen Sexualhormons Testosteron. Der Körper verfügt über einen kleinen Speicher, der sich zu etwa 90% in der Leber befindet. Dieser Speicher würde den menschlichen Bedarf für bis zu zwei Jahre decken können.

Bedarf

Der Bedarf an Vitamin A wird in Retinoläquivalenten angegeben und beträgt für den Erwachsenen Mann 1 mg und für die Frau 0,8 mg. Schwangere, Stillende und Sportler haben einen höheren Bedarf, der bis zu 100% betragen kann. Der mutmaßlich erhöhte Bedarf an Vitamin A bei Sportlern kann in unseren Breiten durch vollwertige Ernährung leicht gedeckt werden, obwohl weltweit gesehen die Vitamin A-Versorgung das größte Problem darstellt.

Mangel und Überdosierung

Als erstes Symptom eines Vitamin A-Mangels tritt eine Verschlechterung der Sehfähigkeit in der Dämmerung auf (Hemeralopie), die durch eine ärztlich kontrollierte Retinolgabe reversibel ist. Bei chronischem Mangel an Vitamin A schreitet die Krankheit fort und kann mit Erblindung und Tod enden. Als weiteres Zeichen tritt eine erhöhte Anfälligkeit für Infekte und Hautschäden auf. Bei einer langfristigen Zufuhr von Vitamin A-Mengen, die über der zehnfachen Empfehlung der DACH liegen, können Hautveränderungen, Haarverlust, Schwäche, Leberschäden, Wachstumsstörungen oder ein Ausbleiben der Menstruation entstehen. Einmalige hohe Dosen können bei Schwangeren teratogen wirken und führen zu Abortus bzw. fetalen Missbildungen an Urogenitalsystem, Herz und Gaumen. Durch Provitamine können keine Vitamin A-Vergiftungserscheinungen provoziert werden, da sie nur begrenzt aufgenommen und umgewandelt werden.

Bedeutung im Sport

In einer älteren Studie (Wald et al., 1942) bekamen Versuchspersonen während sechs Monaten eine Vitamin A-arme Ernährung und dann während sechs Wochen erhöhte Mengen an Vitamin A. Nach der Phase der Vitamin A-armen Ernährung war keine Leistungseinbuße zu verzeichnen, nach der Supplementationsphase jedoch auch keine Leistungssteigerung. Auf Grund dieser Tatsache besteht für den Sportler kein Anlass, vermehrt Vitamin A zu sich zu nehmen.

5.3. Vitmamin D (Calciferol)

Zur Vitamin D-Gruppe zählen eine Reihe von Verbindungen, wobei zwei zu den wichtigsten biologisch wirksamen Molekülen gehören. Ergocalciferol (Vitamin D_2) und Cholecalciferol (Vitamin D_3) sind natürlich relativ wenig verbreitet, können aber unter Einwirkung von UV-Strahlung aus Provitamin D in der Haut synthetisiert werden. Sie gehören zur Gruppe der Sterole.

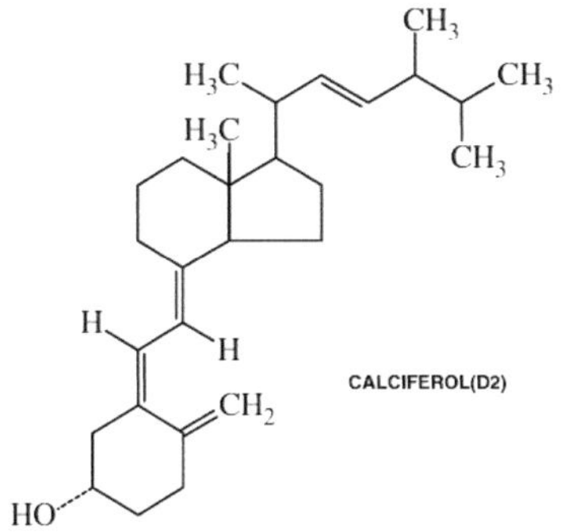

Abb. 27: Strukturformel Vitamin D (www.wikipedia.de)

Vorkommen

Nur wenige Nahrungsmittel enthalten Vitamin D: Fischleberöle, Fettreiche Fische und Eigelb gehören noch zu den vitaminreichsten. In einigen Ländern, in denen vor allem die Sonnenein-strahlung gering ist, werden deshalb Nahrungsmittel wie Mehl, Butter, Margarine oder Brot mit Vitamin D angereichert.

Funktion

Vitamin D ist für den Calcium- und Phosphat- und damit insgesamt für den Knochenstoffwechsel von entscheidender Bedeutung. Es wirkt synergistisch mit einer Reihe von Hormonen, speziell den Parathormonen, die in den Nebenschilddrüsen gebildet werden. Die Hauptfunktion des Vitamin D ist die Stimulation der Synthese von Calcium- und Phosphattransportproteinen in der Dünndarmschleimhaut. Somit begünstigt es die Resorption von Calcium im Magen-Darm-Trakt und sorgt so für eine konstante Konzentration an Calcium im Blut.

Bedarf

Zwar besteht bei regelmäßiger Sonnenbestrahlung kein Bedarf an exogenem Vitamin D, aber auf Grund der saisonalen Unterschiede in der Sonneneinstrahlung in unseren Breiten gibt die DACH eine Empfehlung für die Zufuhr von 5 µg Vitamin D pro Tag mit der Nahrung. Eine

Überdosierung über die Nahrung bzw. auch über eine intensive Sonnenbestrahlung sind unbekannt und kommen in der Regel nur nach exzessiver Aufnahme von Supplementen vor, was aber zu Hypercalcämie, Übelkeit, Muskelschwäche, Anorexie bis hin zum Tod führen kann.

Mangel

Ein Mangel an Vitamin D verursacht im Kindesalter eine verminderte Einlagerung von Mineralien im Knochen (Rachitis) und beim Erwachsenen ein Weichwerden der Knochen (Osteomalzie) was beides zu einer irreversiblen Knochenverformung führt.

Bedeutung im Sport

Eine Supplementierung von Vitamin D ist erst dann indiziert, wenn der Plasmaspiegel nachweislich zu niedrig ist. Sportler in Hallensportarten oder mit speziellen Bekleidungen beziehungsweise alle Sportler während der lichtarmen Jahreszeit sind allerdings auf die genügende Zufuhr von Vitamin D mit der Nahrung angewiesen. Ferner scheint eine negative Korrelation zwischen der Laufstrecke von Ausdauersportlern und der Knochendichte zu bestehen (Burrows et al., 2003). Durch die erhöhte Druckbelastung des Laufens ist auch der Knochenstoffwechsel aktiver, was einen höheren Vitamin D-Bedarf verursacht. Bei Sportle-rinnen jedoch, die orale Kontrazeptiva einnehmen, ließ sich ein höherer Plasmacalciumspiegel nachweisen, ebenso ein erhöhter Vitamin D-Spiegel. Beides trägt zum Erhalt der Knochen-dichte bei. Auch das langfristige Verwenden von Lichtschutzfaktoren schränkt die Eigensyn-these von Vitamin D nicht ein. Farrerons et al., 2001 fanden keine Hinweise auf eine verrin-gerte Knochendichte oder ein Osteoporoserisiko. Auch der Parathormonspiegel blieb bei der Verwendung von einem Lichtschutzfaktor 15 im Normalbereich.

5.4. Vitamin E

Unter dem Begriff Vitamin E werden acht verwandte Substanzen (Tocopherole und Tocotrie-nole) zusammengefasst, die sich lediglich von der Anzahl und den Stellungen der Seitenket-ten unterscheiden. Die biologisch aktivste Form ist das α-Tocopherol, das drei Methylgruppen am Chromanolring substituiert hat.

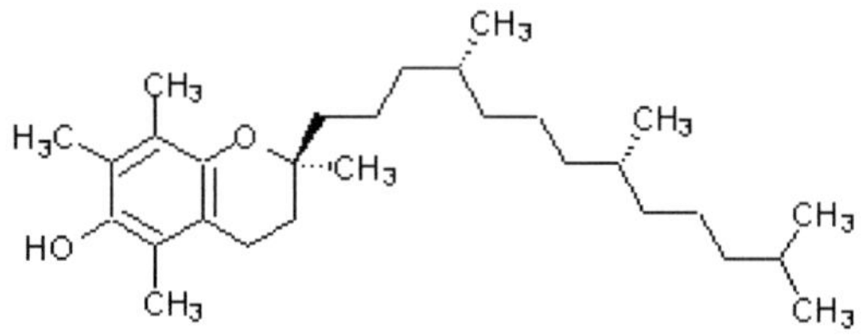

Abb. 28: Strukturformel Vitamin E (www.wikipedia.de)

Vorkommen

Da nur Pflanzen in der Lage sind, Tocopherole und Tocotrienole zu synthetisieren, sind pflanzliche Lebensmittel, und da vor allem Keimlinge und Öle, auch die Hauptlieferanten für Vitamin E. Kleinere Mengen an Vitamin E sind aber auch in tierischen Lebensmitteln wie z.B. Fleisch und Milchprodukten zu finden.

Funktion

Vitamin E verhindert als Antioxidans die Oxidation von ungesättigten Fettsäuren in den Phospholipiden der Zellmembranen und Mitochondrien und beugt damit einer oxidativen Zellschädigung vor. Es schützt Vitamin A, Carotine, verschiedene Hormone und ungesättigte Fettsäuren wie Linol- und Linolensäure vor der Oxidation und gilt deshalb auf Grund seiner hohen Fettlöslichkeit als bestes Antioxidans für Zellmembranen. Zudem beeinflusst Vitamin E über den Elektronentransport zur und in der Atmungskette die aerobe Energiegewinnung.

Bedarf

Der Bedarf an Vitamin E wird in α-Tocopheroläquivalenten angegeben und die wünschens-werte Zufuhr beträgt für eine erwachsene Person etwa 12 mg pro Tag. Je höher der Anteil an zugeführten ungesättigten Fettsäuren ist und je höher ungesättigt diese sind, desto höher ist der Bedarf an oxidativem Schutz, und deshalb muss Vitamin E über die Nahrung vermehrt zugeführt werden. Vitamin E ist auch bei einer Zufuhr von mehr als 0,8 Gramm relativ untoxisch. Bei mehr als 1,2 Gramm Vitamin E pro Tag wird es enerseits selbst prooxidativ und andererseits wird die Bioverfügbarkeit von Vitamin K und die Wirkung von koagulationshemmenden Medikamenten herabgesetzt.

Mangel

Auf Grund seiner weiten Verbreitung in einer Vielzahl von Lebensmitteln und seiner guten Speicherfähigkeit ist ein Vitamin E-Mangel selten. Im Tierversuch wurde unter Vitamin E-

Mangel eine muskuläre Dystrophie mit Schädigung von Herz und Blutgefäßen beobachtet (Appell et al., 1997). Nach einer vermehrten Oxidation von Membranlipiden ist die Energiegewinnung in den Mitochondrien eingeschränkt und es kommt zum Austreten von Enzymen aus der Muskulatur sowie zu einer Anhäufung von Peroxidationsprodukten im Blut, was zu einer gesteigerten Hämolyseneigung der Erythrozyten führen kann.

Bedeutung im Sport

Im Tierversuch konnte gezeigt werden, dass durch eine Belastung erschöpfte Tiere eine zwei- bis dreifach erhöhte Konzentration an freien Radikalen in der Muskulatur und der Leber haben. Dies führte zu einer erhöhten Lipidperoxidation sowie zu einer Schädigung der Mitochondrien (Davies et al., 1982). Die Bedeutung der Einnahme von Vitamin E liegt in der Schutz- und Stabilisierungsfunktion der Membranlipide. Eine Vitamin E-Mangelernährung führt zu einer verminderten Oxidation in den Zellen und so indirekt zu einer Einschränkung der Leistung. Eine direkte Leistungssteigerung konnte weder bei Schwimmern (Lawrence et al., 1975) noch bei Radrennfahrern (Rokitzki et al., 1994) durch eine langfristige Supplementierung von Vitamin E (zwischen 5 und 6 Monaten) bzw. bei Marathonläufern (Buchmann et al., 1999) und Triathleten (Nielsen et al., 1999) durch eine kurzfristige Supplementierung (2 bis 6 Wochen) nachgewiesen werden. Eine zusätzliche Gabe von Vitamin E bewirkte hingegen auch keine Leistungseinbußen. Nachweisen konnten jedoch alle, dass durch Supplementierung von Vitamin E die Werte für Kreatinkinase (CK) und Malondialdehyd (MDA) deutlich niedriger waren, was auf einen niedrigeren Muskelabbau bzw. Peroxidation von Fettsäuren schließen lässt.

Auch Itoh et al. (2000) konnten eine verminderte CK- und Lactatdehydrogenase (LDH)-Produktion nach einer Woche intensiven Trainings bei Läufern nachweisen.

Die Forscher gehen davon aus, dass auf Seehöhe keine Leistungssteigerung durch Vitamin E erzielt werden kann, solange die Speicher im Körper nicht minimiert sind.

Kobayashi (1974) konnte in seiner Dissertation eine deutliche Leistungssteigerung bei Ausdauersportlern in großer Höhe (1525 Meter Seehöhe) nachweisen. Der Grund dafür liegt offensichtlich darin, dass ein geringerer Sauerstoffpartialdruck einen höheren oxidativen Stress verursacht.

5.5. Vitamin K (Phyllochinone)

Es sind bis zu 100 Verbindungen mit Vitamin K-Wirksamkeit bekannt, von denen physiologisch jedoch nur 3 bedeutsam sind. Natürlich kommen α-Phyllochinon (Vitamin K_1) und Menachinon (Vitamin K_2) vor, Menadion ((Vitamin K_3) wird synthetisch hergestellt. Der Unterschied der drei wirksamen Moleküle liegt in der Kettenlänge am Naphthochinonring.

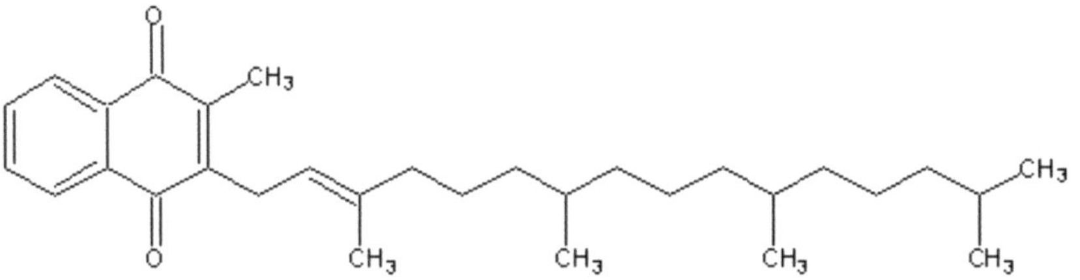

Abb. 29: Strukturformel Vitamin K (www.wikipedia.de)

Vorkommen

Vitamin K findet man in zahlreichen Lebensmitteln pflanzlicher und tierischer Herkunft. Die höchsten Gehalte an Vitamin K weisen grünes Blattgemüse wie Kohlarten, Broccoli und Spinat auf.

Funktion

Die mit Vitamin K zusammenhängende wichtigste Funktion ist die Beteiligung an der Synthese verschiedener Blutgerinnungsfaktoren. Weiters ist Vitamin K an der Synthese von Osteocalcin und am Elektronentransport der Atmungskette beteiligt.

Bedarf

Da der menschliche Organismus in der Lage ist, durch die Flora im Dickdarm Vitamin K selbst zu synthetisieren ist eine genaue Empfehlung schwierig. Dennoch empfiehlt die DACH für Männer 80 und für Frauen 65 µg pro Tag. Eine Überdosierung ist unter physiologischen Bedingungen quasi unmöglich, da das Upper Level etwa das 500fache der Tagesempfehlung beträgt.

Mangel

Ein Mangel an Vitamin K führt zur Störung der Blutgerinnung und zu einer erhöhten Blutungsneigung. Bei gesunden Menschen kommt ein primärer Mangel so gut wie nie vor, kann aber bei Absorptionsstörungen oder durch Beeinflussung der Darmflora (Antibiotika) nicht ausgeschlossen werden.

Bedeutung im Sport

Vitamin K spielt im Ausdauersport eine untergeordnete Rolle. Bei Sportlerinnen, die auf Grund eines strengen Trainings einen tiefen Östrogenspiegel oder eine Amenorrhoe haben, kann wie bei postmenopausalen Sportlerinnen eine Osteoporose auftreten. Die Einnahme von Vitamin K führt zu einer erhöhten Calciumbindung des Osteocalcins und im Verlauf zu einer vermehrten Knochenneubildung und einer geringeren Knochenresorption (Cracium et al., 1999).

5.6. Vitamin B1 (Thiamin)

Thiamin besteht aus einem durch eine Methyl- und eine Aminogruppe substituierten Pyrimidinring, dessen biologische Wirkung sehr strukturspezifisch ist. Geringfügige Änderungen am Molekül, wie es zum Beispiel durch das Kochen auftritt, führt meist zum Wirkungsverlust. Die aktive Form im Organismus ist das Thiaminpyrophosphat.

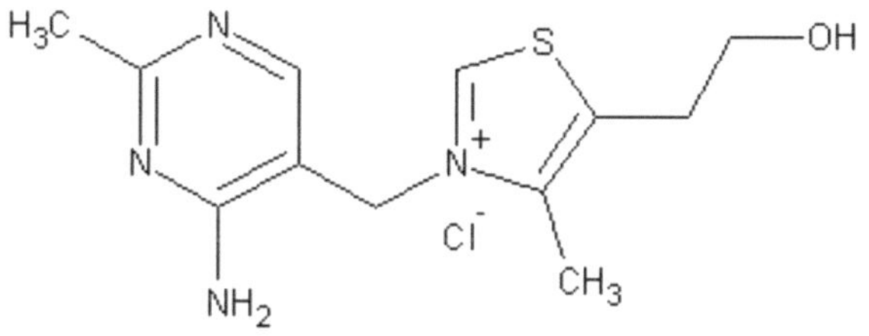

Abb. 30: Strukturformel Thiamin (www.wikipedia.de)

Vorkommen

Thiamin kommt zwar praktisch in allen pflanzlichen und tierischen Lebensmitteln vor, allerdings nur in geringen Mengen. Gute Quellen sind Bierhefe, mageres Schweinefleisch, Hülsenfrüchte, Vollgetreide und Naturreis.

Funktion

Das Thiamin ist Bestandteil von Enzymen im aeroben und anaeroben Kohlenhydratstoffwechsel sowie dem der verzweigtkettigen Aminosäuren (BCAA). Es ist Coenzym für die Dekarboxylierung von α-Ketoglutarat, α-Ketosäurederivaten von Valin, Leuzin und Isoleuzin und die Transketolasereaktion. Speziell wichtig ist es für den Umbau von Pyruvat zu Acetyl-CoA.

Bedarf

Die empfohlene Tagesaufnahme hängt von der Kalorienzufuhr, und da vor allem von der zugeführten Menge an Kohlenhydraten, ab. Die DACH empfiehlt deshalb unabhängig vom Geschlecht eine Zufuhr von 0,5 mg Thiamin pro 1000 kcal. Hypervitaminosen konnten beim Menschen auf Grund der raschen renalen Clearance nicht nachgewiesen werden.

Mangel

Ein Vitamin B_1-Mangel führt nach einigen Wochen zu Symptomen wie Appetitverlust, Verwirrtheitszuständen, Muskelschwäche und Kopfschmerzen. Bei länger andauerndem Mangel entwickelt sich das typische Bild der Beriberi-Krankheit mit schweren Nerven- und Herz-Kreislauf-Schädigungen. In unseren Breiten ist ein Mangel nur bei Personen mit Alkoholabusus eine potentielle Gefahr. Auch durch einseitige Ernährung durch polierten Reis könnte eine Unterversorgung verursachen.

Bedeutung im Sport

Für den Sportler ist von Bedeutung, dass der Bedarf an Vitamin B_1 unter körperlicher Aktivität sowie bei hoher Kohlenhydratzufuhr ansteigt. Beides sind Bedingungen, die speziell für den Ausdauerathleten zutreffen, der seinen aeroben Energiebedarf vor allem aus der Verbrennung von Kohlenhydraten abdeckt. Durch den Mehrbedarf an Energie, vorausgesetzt es besteht eine nährstoffreiche Ernährung, wird der Großteil des Mehrbedarfs an Thiamin ausgeglichen. Beträgt die Trainingsbelastung pro Woche mehr als 20 Stunden, so kann eine Versorgung des Körpers mit Thiamin über die Nahrung nicht vollständig gewährleistet werden. Eine vermehrte Zufuhr an Vitamin B_1 lässt keine Leistungssteigerung erwarten. Durch eine exzessive Gabe von 1 g eines fettlöslichen Thiamin pro Tag konnten Webster et al. (1997) keine Steigerung der Leistungsfähigkeit nachweisen.

5.7. Vitamin B_2 (Riboflavin)

Riboflavin ist ein mehrfach substituiertes Isoalloxazinderivat mit hoher Strukturspezifität. Geringfügige Änderungen am Molekül durch Substitutionen führen entweder zum Wirkungsverlust oder zur Bildung von Antivitaminen, die die Aufnahme und Wirkung des Riboflavins wiederum beeinflussen.

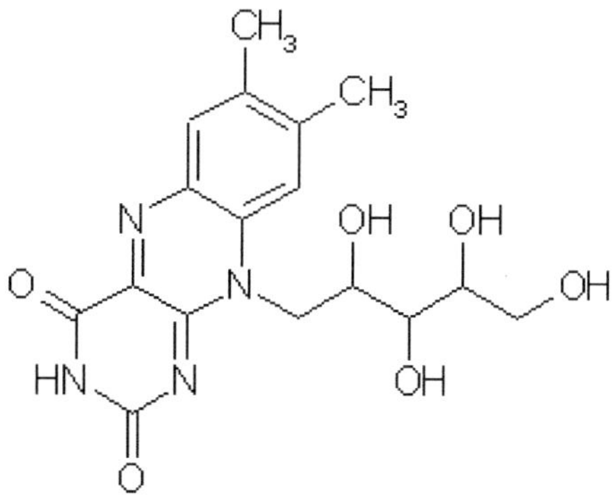

Abb. 31: Strukturformel Riboflavin (www.wikipedia.de)

Vorkommen

Vitamin B_2 ist im Pflanzen- und Tierreich weit verbreitet. Milch, Leber, Nieren und Herz-muskel sind gute Quellen. Viele Gemüse enthalten es in ausreichenden Mengen, Getreidepro-dukte haben jedoch einen niedrigen Riboflavingehalt. Bei der Keimung steigt die Riboflavin-konzentration in Weisen, Gerste und Mais an.

Funktion

Das Riboflavin ist das Coenzym einer großen Zahl von reduzierenden Substanzen, die auf Grund ihrer gelben Farbe als Flavoproteine oder Flavoenzyme bezeichnet werden. Es wirkt im Organismus hauptsächlich als Vorstufe der Coenzyme FMN und FAD. Riboflavin wirkt in der Atmungskette und ist für die Wasserstoffübertragung notwendig. Als Bestandteil von Enzymen der Atmungskette in den Mitochondrien ist es für den aeroben Energiestoffwechsel stets erforderlich.

Bedarf

Die empfohlene Tagesaufnahme an Riboflavin hängt mit der aufgenommenen Energiemenge zusammen. Die DACH empfiehlt etwa 0,6 mg Riboflavin pro 1000 kcal aufgenommener Energie. Eine Überdosierung mit Riboflavin ist nicht möglich.

Mangel

Ein isolierter schwerer Riboflavinmangel tritt in Industrieländern nur sehr selten auf. Dagegen entstehen häufig leichte Hyporiboflavinosen durch unzureichende Aufnahmefähigkeit oder einseitige Ernährung oder durch Alkoholabusus. Frühsymptome sind Glossitis (Zungenent-zündung), Mundwinkelrhagaden oder trockene und schuppende Haut an den Nasenwinkeln.

Ein Fortschreiten des Riboflavinmangels kann auch die Bioverfügbarkeit von Folsäure, Pyridoxin, Niacin und Vitamin K negativ beeinflussen.

Bedeutung im Sport

Auf Grund des erhöhten Energiebedarfs des Sportlers ist auch der Bedarf von Riboflavin erhöht, der jedoch durch eine nährstoffreiche Ernährung leicht gedeckt werden kann. Zu bedenken ist jedoch, dass Riboflavin auch vermehrt über den Schweiß verloren geht. Nur durch die Einhaltung der DACH-Empfehlung kann bei Sportlern eine Unterversorgung entstehen.

5.8. Niacin

Niacin ist der Sammelname für Nikotinsäureamid (Nikotinamid) und Nikotinsäure, die vom Organismus ineinander umgewandelt werden. Niacin kann im menschlichen Organismus aus der Aminosäure Tryptophan gebildet werden und gilt als das stabilste Vitamin überhaupt.

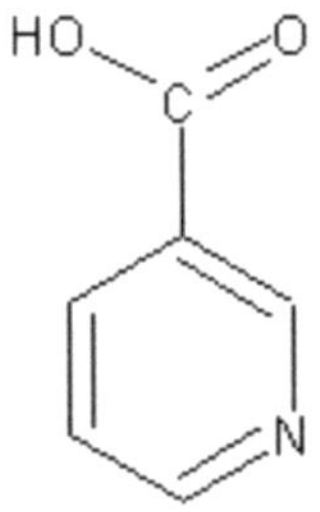

Abb. 32: Strukturformel Niacin (www.wikipedia.de)

Vorkommen

Niacin ist in pflanzlichen (vor allem als Nikotinsäure) und tierischen (vor allem als Nikotina-mid) Lebensmitteln weit verbreitet, jedoch meist in relativ geringen Mengen. Gute Quellen sind Fleisch und Innereien, Getreide und Hülsenfrüchte. Milch und Eier sind auf Grund ihres hohen Tryptophangehaltes auch ein guter Lieferant für Niacin.

Funktion

Niacin ist in Form seiner Coenzyme Nicotinamid-Adenin-Dinucleotid (NAD^+) und Nicotina-mid-Adenin-Dinucleotiddiphosphat ($NADP^+$) wirksam. Die NAD-abhängigen Dehydrogena-sen wirken vor allem in den Mitochondrien. Sie liefern den Wasserstoff zur Oxidation und

Energiegewinnung an die Atmungskette. Das NADP-System wirkt im Zytosol bei Reduktionsprozessen in der Biosynthese von Fettsäuren und Steroiden.

Bedarf

Der Niacinbedarf wird in Niacinäquivalenten (NÄ) angegeben, die sich aus der Summe des mit der Nahrung aufgenommenen und des aus Tryptophan gebildeten Niacins zusammensetzten, wobei aus 60 mg Tryptophan 1 mg Niacin gebildet werden kann. Die DACH empfiehlt eine tägliche Zufuhr von 6,6 mg NÄ pro 1000 kcal aufgenommener Energie, mindestens jedoch 13 mg NÄ. Werden sehr hohe Dosen eingenommen, wie es in zahlreichen therapeutischen Einsatzbereichen getätigt wird, kommt es zu einer Einschränkung der Freisetzung von Fettsäuren aus dem Subkutanfettgewebe und zu einer starken Gefäßerweiterung.

Mangel

Niacinmangel zeigt sich in Form von Appetitmangel, Hautausschlägen, Verwirrtheitszuständen und Muskelschwäche. Im Endstadium führt es zu Pellagra (=kranke Haut). Da Niacin aus Tryptophan synthetisiert werden kann, tritt Pellagra erst dann auf, wenn gleichzeitig der Tryptophanstoffwechsel gestört ist oder wenn eine Proteinmangelernährung vorliegt.

Bedeutung im Sport

Im Sport sind bisher keine Mangelzustände an Niacin bekannt. Auf Grund des erhöhten Energiebedarfs des Sportlers ist auch der Bedarf von Niacin erhöht, der jedoch durch eine nährstoff- und proteinreiche Ernährung leicht gedeckt werden kann. Obwohl eine vermehrte Aufnahme an Niacin die Freisetzung der Fettsäuren unterdrückt, konnte bisher kein Einfluss auf die Leistungsfähigkeit nachgewiesen werden.

5.9. Vitamin B_6 (Pyridoxin)

Zur Pyridoxingruppe gehören die Wirkstoffe Pyridoxol, Pyridoxamin und Pyridoxal. Sie alle leiten sich vom einem Derivat des Pyridins ab und unterscheiden sich lediglich an der Restgruppe am vierten Kohlenstoffatom. Im Körper werden sie zu Pyridoxalphosphat (PALP) phosphoriliert und gelten als Coenzym für mehr als 100 enzymatische Reaktionen. Alle drei Formen sind ineinander überführbar, können an der 5. Position posphoryliert werden und besitzen die selbe biologische Aktivität.

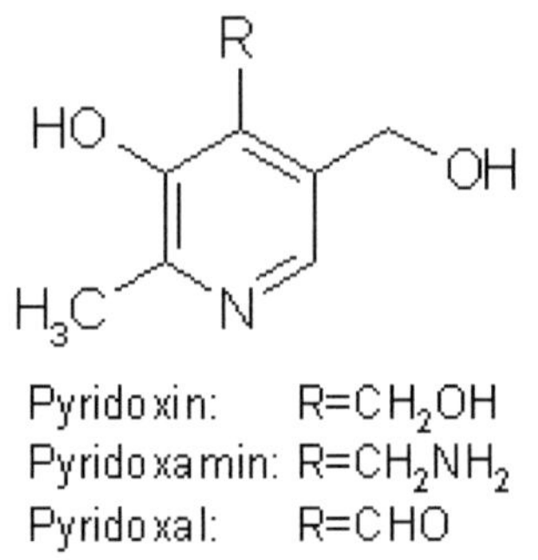

Abb. 33: Strukturformel Pyridoxin (www.wikipedia.de)

Vorkommen

Alle drei Vitamin B_6-Formen kommen in teilweise niedrigen Konzentrationen in fast allen tierischen und pflanzlichen Geweben vor. Pyridoxin selbst findet sich in erster Linie in pflanzlichen Nahrungsmitteln, Pyridoxal und Pyridoxamin sind die üblichen Formen in tierischen Lebensmitteln. Leber, Hühner- und Schweinefleisch, Fisch, Kohl, grüne Bohnen, Weizenkeime und Nüsse sind sehr gute Quellen für Vitamin B_6.

Funktion

Die Hauptbedeutung des Vitamin B_6 liegt in der Rolle als Coenzym im Aminosäurenstoff-wechsel. Dabei werden die Aminosäuren transaminiert, decarboxyliert oder desaminiert. Ohne diese Reaktionen wäre kein Ab- und Umbau von Proteinen möglich. Außerdem ist Vitamin B_6 Bestandteil der Glykogenphosphorylase im Muskel und ist unerlässlich für die Glukoneogenese aus Aminosäuren. Auch die Niacinbildung aus Tryptophan wird durch Vitamin B_6 unterstützt.

Bedarf

Wegen der besonderen Bedeutung von Vitamin B_6 im Aminosäurenstoffwechsel wird der tägliche Bedarf weitgehend durch die zugeführte Proteinmenge bestimmt. Die DACH empfiehlt eine Aufnahme von 20 µg Vitamin B_6 pro aufgenommenes Gramm Protein. Die Toxizität von Vitamin B_6 ist jedoch sehr gering.

Mangel

Da Vitamin B_6 in fast allen Nahrungsmitteln enthalten ist, sind primäre, ernährungsbedingte Mangelerscheinungen relativ selten. Durch schwere Ernährungsfehler, bei Einnahme von

Diurethika oder oralen Kontrazeptiva können Übelkeit, Immunschwäche, Appetitverlust, Anämie, Krampfzustände und epileptische Anfälle oder Hautveränderungen auftreten.

Bedeutung im Sport

Da der Bedarf an Vitamin B_6 abhängig vom Proteinumsatz ist, ist er auch beim Sportler erhöht. Auf Grund der großen Bedeutung von Vitamin B_6 im Proteinstoffwechsel sollte besonders der Leistungssportler auf eine ausreichende Aufnahme achten. Auch während der Ausdauerbelastung kommt es einerseits vermehrt zum Verbrauch von Vitamin B_6 sowohl über den katabolen Stoffwechsel als auch über den Schweiß. Zum Beispiel konnte Rokitzki et al., (1994) nach einem Marathonlauf einen Verlust von 1 mg Pyridoxin nachweisen.

Eine vermehrte Einnahme von Vitamin B_6 führt zu höheren Konzentrationen an Pyridoxin in der Muskelfaser. Dabei konnte nachgewiesen werden, dass vermehrt Laktat gebildet wird und die Konzentration der freien Fettsäuren im Blut abnimmt (Virk et al., 1999). Die Ausdauer-leistungsfähigkeit kann durch eine Vitamin B_6-Supplementierung allerdings nicht verbessert werden.

5.10. Vitamin B_{12} (Cobalamin)

Vitamin B_{12} ist ein überaus komplexes Molekül, das nur von Mikroorganismen synthetisiert werden kann. In der Literatur steht Vitamin B_{12} allgemein für die Gruppe aller vitaminwirksamen Cobalamine, d. h. vitaminwirksame Substanzen mit einem kobalthaltigen Corrin-Ring-System.

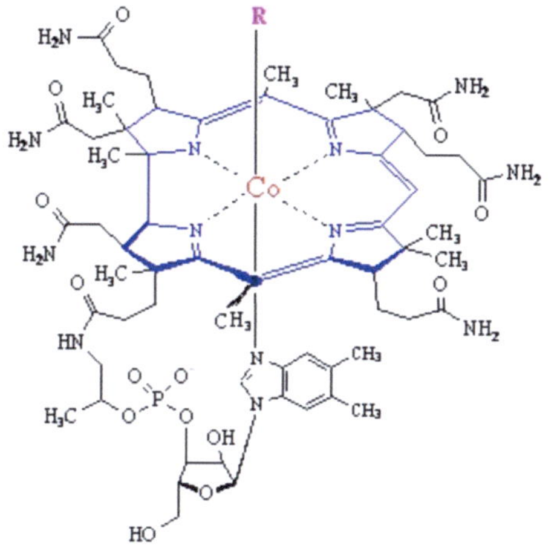

Abb. 34: Strukturformel Cobalamin (www.wikipedia.de)

Vorkommen

Vitamin B_{12} kommt in nennenswerten Mengen nur in Lebensmitteln tierischen Ursprungs vor. Leber, Nieren und Gehirn sind sehr gute Quellen für Vitamin B_{12}. Nur Mikroorganismen, zu denen auch die Bakterien der Darmflora gehören, können dieses Vitamin synthetisieren. Eine besonders hohe Konzentration an Vitamin B_{12} kann man im Pansen von Wiederkäuern finden, der besonders reich an Mikroorganismen ist.

Funktion

Vitamin B_{12} unterstützt den Abbau von verzweigtkettigen Aminosäuren und ermöglicht deren Einschleusung in den Zitronensäurezyklus. Die körpereigene Bildung von L-Carnitin erfordert das Vorhandensein von Cobalamin. Weiters ist Vitamin B_{12} bei die Blutreifung im Knochenmark beteiligt. Die gesundheitsrelevante und wichtigste Funktion ist jedoch die Katalysierung der Remethylierung von Homocystein zu Methionin.

Bedarf

Im Vergleich zum Bedarf ist der körpereigene Pool an Cobalamin relativ groß. Außerdem unterliegt der Cobalaminstoffwechsel dem sehr effizienten enterohepatischen Kreislauf und wird so in großen Mengen wieder rückresorbiert. Die DACH empfiehlt für gesunde Erwachsene 3 µg Vitamin B_{12} pro Tag. Bei einer rein veganen Ernährung würden, ausgehend von gänzlich aufgefüllten Körperspeichern, die Reserven für etwa 3 Jahre ausreichen. Biologisch aktives Vitamin B_{12} ist auch in Dosen, die der 10.000fachen empfohlenen Tageszufuhr entsprechen, nicht toxisch.

Mangel

Ein Vitamin B_{12}-Mangel beeinträchtigt nahezu alle Zellen des Organismus, wobei das erythro poetische System, das Nervensystem und die Mund- bzw. Rachenschleimhaut besonders betroffen sind. Langanhaltender Cobalaminmangel führt zur perniziösen Anämie, die in den meisten Fällen nicht durch unzureichende exogene Zufuhr, sondern durch eine gestörte intestinale Absorption hervorgerufen wird. Zum Beispiel wird durch das Fehlen des Intrinsic Faktors in der Magenschleimhaut kein Vitamin B_{12} mehr im Dünndarm rückresorbiert, was zu einer allmählichen Verarmung der Speicher führt.

Bedeutung im Sport

Bis jetzt konnten keine Studien eine Leistungssteigerung durch eine Supplementierung von Vitamin B_{12} belegen. Eine ausgewogene Ernährung sollte beim gesunden Sportler die Basis für die Versorgung an Cobalamin gewährleisten.

5.11. Folsäure

Folsäure ist aus einem Pteridinkern, p-Aminobenoesäure und L-Glutamat aufgebaut. Ähnliche Verbindungen, die in den natürlichen Nahrungsmitteln vorkommen, unterscheiden sich lediglich in der Anzahl der Glutamatreste. Die biologisch aktive Form der Folsäure ist die 5,6,7,8-Tetrahydrofolsäure (THF).

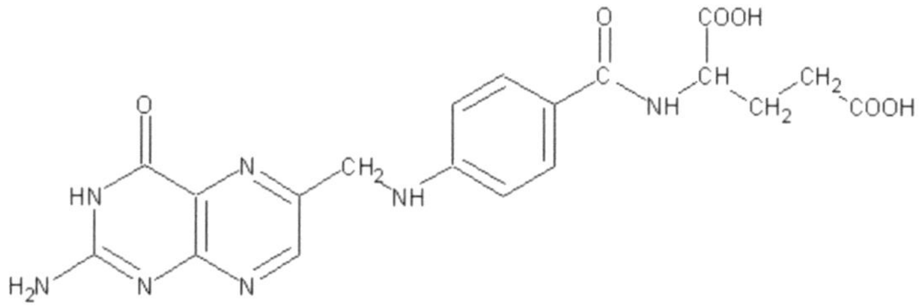

Abb. 35: Strukturformel Folsäure (www.wikipedia.de)

Vorkommen

Folsäure findet sich in Lebensmitteln tierischer und pflanzlicher Herkunft, wobei sie zu etwa 50% in konjugierter Form als Polyglutamate und zu 50% in freier Form als Peroylmonoglutamat vorliegt. Besonders gute Quellen sind Leber, Niere, Eier, grünes Blattgemüse und andere Gemüsearten.

Funktion

Folsäure ist vor allem wichtig als Coenzym bei der Bildung der DNS, der Synthese der Purinkörper und von Thymin. Somit ist Folsäure in jenen Stoffwechselvorgängen eingeschleust, die eine hohe Zellteilungsrate beinhalten. Die zentrale Bedeutung der Folsäure beruht auf der Fähigkeit, C_1-Einheiten von geeigneten Donatoren zu übernehmen, die nach eventueller Umwandlung auf bestimmte Akzeptoren übertragen werden. Gemeinsam mit Vitamin B_{12} spielen Folate auch beim Homocysteinstoffwechsel eine bedeutende Rolle.

Bedarf

Für gesunde Erwachsene empfiehlt die DACH 300 μg Folate pro Tag, um den Körperbestand aufrecht zu erhalten. Auch nach längerer Einnahme von 4 mg Folsäure pro Tag wurden keine Nebenwirkungen festgestellt und dies gilt somit als relativ sicher. Dennoch sollte von einer willkürlichen Supplementierung abgeraten werden, da Folsäure zwar hämatologische Symptome eines Vitamin B_{12}-Mangels verbessern kann, etwaige neurologische Symptome aber maskiert bzw. sogar beschleunigt werden.

Mangel

Störungen des Blutbildes sind ein frühes Zeichen eines Folatmangels, der bereits nach etwa 4 Monaten folsäurefreier Ernährung zur Ausbildung einer makrozytären, hyperchromen Anämie führt. Andere Erscheinungen sind Glossitis (Zungenentzündung), Cheilosis (Entzündung der Lippenschleimhaut) und Sterilität bei beiden Geschlechtern. Bei Schwangeren kann ein Folsäuremangel zu Missbildungen u.a. in Form von Neuralrohrdefekten bzw. Abortus führen.

Bedeutung im Sport

Für den Sportler ist eine ausreichende Versorgung nach den Empfehlungen der DACH durch eine ausgewogene Ernährung gegeben. Eine zusätzliche Gabe von Folsäure kann die Leistungsfähigkeit nicht verbessern.

5.12. Pantothensäure

Pantothensäure ist ein Dipeptid aus β-Alanin und 2,4-Dihydroxy-,4-dimethylbutyrat, das in der menschlichen Zelle nicht synthetisiert werden kann. Zu ihren physiologischen Formen zählen D(+)-Panthotensäure und Coenzym A.

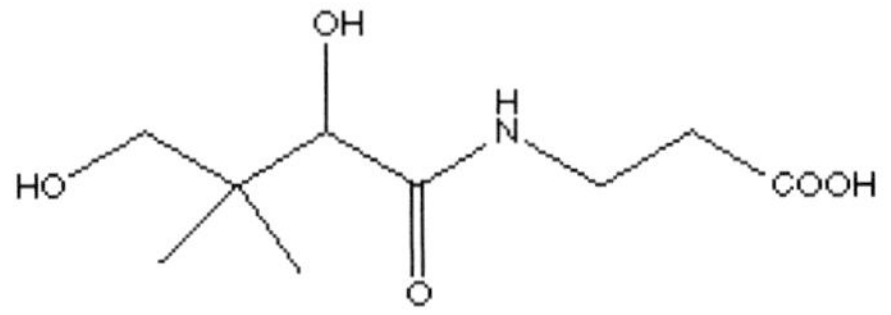

Abb. 36: Strukturformel Biotin (www.wikipedia.de)

Vorkommen

Pantothensäure ist praktisch in allen pflanzlichen und tierischen Nahrungsmitteln enthalten (daher auch der Name). Besonders hoch ist die Konzentration in Eigelb, Nieren, Leber, Hefe und Vollkornerzeugnissen.

Funktion

Die Pantothensäure ist Bestandteil wichtiger Substrate im Energiestoffwechsel, so der aktivierten Essigsäure, dem Acetyl-Coenzym A. Das Coenzym A ist ein universeller Acetylgruppenträger. An allen Aufbau- und Abbauvorgängen im Kohlenhydrat-, Fett- und Aminosäurenstoffwechsel ist Pantothensäure beteiligt. Die Synthese von Sterinen (Cholesterin, Sexualhormone), Hämoglobin, Acetylcholin oder Zytochromen in den Mitochondrien benötigt Pantothensäure.

Bedarf

Der Bedarf an Pantothensäure ist noch nicht genau bekannt. Die DACH geht davon aus, dass die tägliche Zufuhr von 6 mg Pantothensäure mit der Nahrung für Erwachsene aller Altersstufen eine ausreichende Versorgung gewährleistet. Für den Menschen sind bisher keine toxischen Wirkungen der Pantothensäure bekannt.

Mangel

Auf Grund der weiten Verbreitung der Pantothensäure kommt ein durch die Ernährung verursachter Mangel beim Menschen, außer unter extremer Mangelernährung, nicht vor. Feststellbare Symptome sind leichte Ermüdbarkeit und Apathie, Schlafstörungen, Kopfschmerzen, ein schwankender Gang, Muskelkrämpfe und vorübergehend gesteigerte Reflexe.

Bedeutung im Sport

Die erhöhte Nahrungsaufnahme und Stresssituationen im Sport erhöhen den Bedarf. Mit einer Unterversorgung ist jedoch auf Grund des universellen Vorkommens von Pantothensäure durch eine ausgewogene Ernährung nicht zu rechnen. Eine erhöhte Einnahme von Pantothensäure über längere Zeit führt zu keiner Verbesserung der körperlichen Leistungsfähigkeit. Hingegen scheint Pantothensäure die Widerstandsfähigkeit gegen kalte Wettereinflüsse zu erhöhen (Webser, 1998).

5.13. Biotin

Biotin ist formal eine Verbindung aus Harnstoff und einem substituierten Thiophanring. Ein großer Teil des Biotins im Organismus ist an Protein oder an niedermolekulare Substanzen gebunden. Es ist stabil gegenüber Wärmeeinflüssen und empfindlich gegenüber UV-Licht.

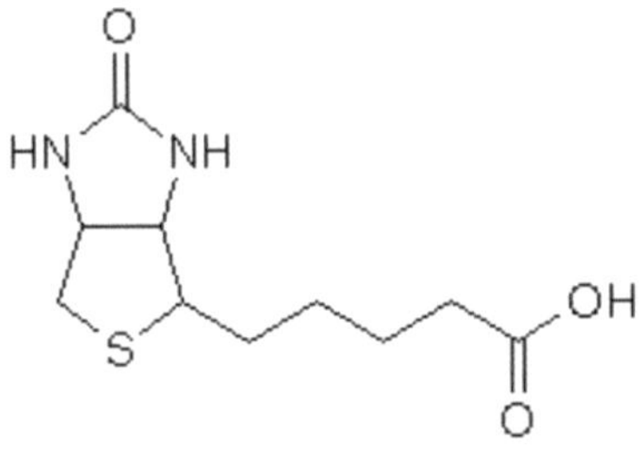

Abb. 37: Strukturformel Biotin (www.wikipedia.de)

Vorkommen

Biotin wird in keimenden Samen und Mikroorganismen aus Pimelinsäure synthetisiert. Die besten Biotinquellen sind Leber und Eigelb, Sojabohnen und Hefe. Getreide, Hülsenfrüchte, Pilze und Nüsse enthalten mäßige Mengen, während Fleisch, Milchprodukte und Früchte schlechte Biotinlieferanten sind.

Funktion

Biotin ist das Coenzym für viele Carboxylierungsreaktionen. Seine Aufgabe besteht in der Bindung von CO_2 sowie der Übertragung der Carboxylgruppe auf die zu carboxylierenden Substanzen. Es ist für die Schlüsselenzyme der Glukoneogenese (Pyruvatcarboxylase) und der Fettsäuresynthese (Acetyl-CoA-Carboxylase) sowie für einen essentiellen Schritt zum Abbau verzweigtkettiger Aminosäuren (Methylcrotonyl-CoA-Carboxylase) notwendig. Damit ist es ein Bindeglied zwischen dem Kohlenhydrat- und Fettstoffwechsel.

Bedarf

Bei gesunden erwachsenen Menschen kann nach wie vor kein zuverlässiger Biotinbedarf angegeben werden. Die DACH nimmt an, dass bei einer täglichen Zufuhr von 50 bis 100 µg Biotin der Körper ausreichend versorgt ist. Überdosiserscheinungen sind nicht bekannt.

Mangel

Ein Mangel an Biotin kommt bei einer ausgewogenen Ernährung nicht vor. Bei einem Verzehr von übermäßig viel rohem Hühnereiweiß kann es auf Grund von Avidin, einem Stoff, der Biotin bindet, zu unspezifischen Symptomen wie Müdigkeit, Appetitlosigkeit, Übelkeit, Muskelscherzen, Alopezie, Hautveränderungen sowie einer Hämoglobinabnahme kommen.

Bedeutung im Sport

Für den Sportler ist eine ausreichende Versorgung nach den Empfehlungen der DACH durch eine ausgewogene Ernährung gegeben. Eine zusätzliche Gabe von Biotin kann die Leistungsfähigkeit nicht verbessern.

5.14. Vitamin C (Ascorbinsäure)

Mit Ausnahme des Menschen und anderer Primaten sowie des Meerschweinchens können alle Tierspezies L-Ascorbinsäure, das eigentliche biologisch wirksame Vitamin C, aus Glucose synthetisieren. Dem Menschen und Tieren, die L-Ascorbinsäure nicht bilden können, fehlt auf Grund einer Genmutation das Enzym L-Gluconolactonoxidase, aus dem spontan, d.h. nichtenzymatisch, L-Ascorbinsäure entsteht. Ascorbinsäure ist somit ein wasserlöslicher, einfacher Zucker, der ein sehr starkes Reduktionsmittel darstellt.

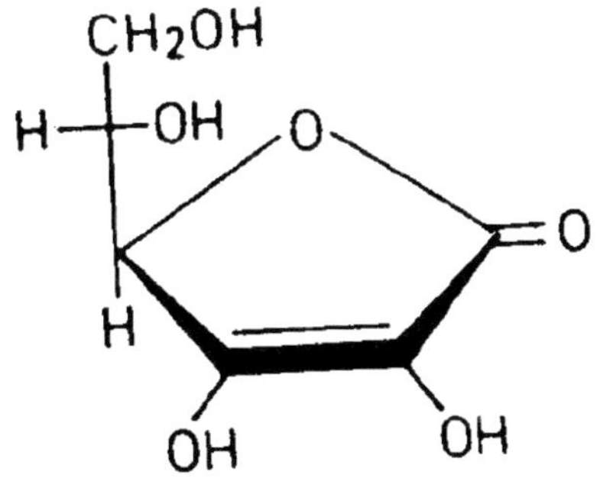

Abb. 38: Strukturformel Biotin (www.wikipedia.de)

Vorkommen

Ascorbinsäure kommt in erheblichen Mengen in grünen und roten Paprikaschoten, Petersilie, Tomatensaft, Zitronen und Zitrusfrüchten sowie in Spinat und Rosenkohl vor. Die in den Nahrungsmitteln enthaltene Ascorbinsäure wird durch Kochen bei hoher Temperatur – besonders in Anwesenheit von Kupfer, Eisen und anderen Metallen – leicht zerstört. Gekochte Speisen enthalten deshalb in der Regel nur etwa halb soviel Ascorbinsäure wie im rohem Zustand.

Funktion

Die biochemischen Funktionen der Ascorbinsäure beruhen darauf, dass das Vitamin in einer reversiblen Reaktion Wasserstoff (bzw. Elektronen) abgeben kann und somit als Redoxsystem wirkt. Die entscheidendste Rolle scheint dabei sein Synergismus mit dem fettlöslichen, kettenbrechenden Antioxidans α-Tocopherol zu sein (Abb. 25). Vitamin C ist Cofaktor bzw. Cosubstrat für acht isolierte Enzyme, wobei drei davon für die Synthese des Kollagens zuständig und damit am Aufbau und Erhalt der Bindegewebe des Körpers und der von Kollagen abstammenden Strukturen wie Knorpel, Sehnen und Knochen beteiligt sind. Die restlichen sind an der Synthese von Carnitin oder von Katecholaminen beteiligt. Der Eisenstoffwechsel ist auf Vitamin C angewiesen, da bei Vorkommen von Vitamin C mehr Nichthäm-Eisen resorbiert wird. Weiters schwächt Vitamin C die Wirkung der eisenresorptionshemmenden Phytate ab.

Bedarf

Die DACH empfiehlt eine tägliche Zufuhr von 100mg Ascorbinsäure. Schwangere, Stillende und Menschen mit hoher körperlicher Betätigung haben einen höheren Bedarf, der in der Regel über die vermehrt aufgenommene Nahrung gedeckt werden kann. Starke Raucher (>20 Zigaretten am Tag) weisen für Vitamin C eine um ca. 10% verringerte Absorption und einen um etwa 40% höheren täglichen Turnover auf.

Vitamin C ist auch in großen Mengen, abgesehen von gastrointestinalen Störungen, untoxisch. Bei der Einnahme hochdosierter Supplemente können Durchfälle auftreten. Ein erhöhtes Risiko für Nierensteine existiert möglicherweise für Personen mit entsprechender Prädisposition.

Mangel

Erste Anzeichen einer Unterversorgung äußern sich unspezifisch mit Muskelschwäche und Müdigkeit. Massiver Ascorbinsäuremangel führt zum Skorbut, der in unseren Breiten auf Grund der ausreichenden Versorgung an Lebensmitteln nur selten vorkommt. Dabei kommt es zu schweren Störungen des Bindegewebsstoffwechsels. Es kommt zu Knochen- und

Gelenksveränderungen sowie zu Blutungen des Zahnfleischs und der Haut. Weiters ist die Wundheilung beeinträchtigt.

Bedeutung im Sport

Die Beseitigung eines Vitamin C Mangels verbessert erwiesenermaßen die Leistungsfähigkeit, doch durch darüber hinaus gehende Supplementierung konnte keine weitere Steigerung erzielt werden (Tunstall Pedoe, 1998). Indirekt könnte Vitamin C jedoch durch eine Erhöhung der physiologischen Funktionsfähigkeit eine Leistungssteigerung bewirken. Einerseits wirkt Vitamin C positiv auf das Immunsystem (Peters et al., 1993) und andererseits wird Vitamin C für den Aufbau beschädigter Strukturen nach dem Sport benötigt (McBride et al., 1998). Auch die vermehrte Produktion von freien Radikalen durch den erhöhten Energie- und Leistungsumsatz kann durch Vitamin C abgefangen werden. Dadurch kommt bereits während der Belastung zu einer geringeren Muskelschädigung (Kanter et al., 1993). In einer aktuelleren Studie konnten Tauder et al. (2003) zeigen, dass durch einen erhöhten Vitamin C-Spiegel die Blutkonzentration von Harnsäure und Laktatdehydrogenase weniger stark ansteigt, die Aktivität der Katalase in den Erythrozyten erhöht und in der ersten Phase der Regeneration, eine Stunde nach Beendigung des Wettkampfs, die Glutathion-Peroxidase-Aktivität gesteigert ist. Es wird angenommen, dass Vitamin C eine protektive Wirkung auf die Erythrozyten hat, die weniger leicht durch belastungsbedingten erhöhten oxidativen Stress zerstört werden.

Studien, die diesbezüglich eine positive Wirkung nachweisen konnten, sind jedoch Einzelfälle und eine Reproduktion konnte bisher nur selten erzielt werden. So konnten Thompson et al. (2001) keinen Unterschied in katabolen Parametern, die auf eine Membranzerstörung hinweisen (Kreatinkinase, Malondialdehyd, Laktatdehydrogenase und Aspartat-Aminotransferase), nach einmaliger Vitamin C-Gabe feststellen. Selbst nach einer vierwöchigen Supplementierung von 250 mg Vitamin C konnten Dawson et al (2002) keine Unterschiede bei oben genannten biochemischen Parametern nach einem Halbmarathon zeigen.

Auf Grund dieser Tatsachen können die Forscher keine genaue Empfehlung für die tägliche Einnahme von Vitamin C für Ausdauersportler geben, obwohl sie darauf aufmerksam machen, dass der Bedarf auf alle Fälle erhöht ist, dieser jedoch mit einer ausgewogenen Ernährung gedeckt werden kann.

5.15. Zusammenfassung

Sportler brauchen je nach Trainingsbelastung das Vielfache der Vitamine eines Nichtsportlers, sie nehmen aber auch das Vielfache der Nahrungsmenge auf. Wenn darauf geachtet wird, dass Lebensmittel verzehrt werden, die eine hohe Nährstoffdichte aufweisen, sollte es generell zu keiner Unterversorgung kommen.

Trotzdem gibt es charakteristische Schwachpunkte in der Vitaminversorgung, wie Untersuchungen von Strauzenberg et al. (1990) schon vor längerer Zeit gezeigt haben. Die Versorgung von Vitamin A scheint üblicherweise gegeben, während bei den Vitaminen Thiamin, Ribovlavin, Niacin und Ascorbinsäure deutlich mehr verbraucht als durch die Nahrung zugeführt wird. Das ist besonders dann der Fall, wenn man sich in der Ernährung nicht ausreichend auf vollwertige Nahrungsmittel konzentriert, sondern einen großen Anteil von Nahrungsmitteln mit überwiegend „leeren Kalorien" verwendet. Auch Bauer et al. (1993) kamen auf ein ähnliches Ergebnis. Sowohl Freizeitsportler als auch Leistungssportler nehmen generell zu wenig Vitamine des B-Komplexes aber auch Vitamin C und D mit der Nahrung zu sich.

Primäres Ziel sollte sein, durch eine Ernährungsumstellung auf die nötigen Mengen an Mikronährstoffen zu kommen, da die Gesamtwirkung der Vitaminzusammensetzung natürlicher Lebensmittel auf den Organismus noch nicht ausreichend bekannt ist. Es fehlen dazu auch noch detaillierte Studien, die eventuelle langfristige Auswirkungen einer Supplementierung einzelner Mikronährstoffe zeigen.

Erst in Lebenslagen, in denen eine ausreichende Versorgung nicht mehr gegeben ist, kann eine gezielte Supplementierung indiziert sein. Besonders betroffen sind Sportler, die auf Grund deren Sportart ihr Gewicht niedrig halten müssen, wie z.B. im Langstreckenlauf, in der rhythmischen Sportgymnastik oder bei Sportarten mit Gewichtsklassen. Weiters besteht die Gefahr einer Unterversorgung dann, wenn eine ausreichende Zufuhr an Nährstoffen nicht mehr gewährleistet werden kann, was bei enorm hohen Trainingsumfängen oder Etappenrennen sowie bei Trainingslagern kurzfristig der Fall sein kann.

6. L-Carnitin

Carnitin ($C_7H_{15}NO_3$, Molekulargewicht 161,2 g/Mol) ist eine körpereigene Substanz und kommt natürlich in zwei Isomeren, dem L- und dem D-Carnitin vor. Biologisch aktiv ist nur das L-Isomer. D-Carnitin wirkt kompetitiv hemmend zu L-Carnitin und kann zu Muskelschwäche führen.

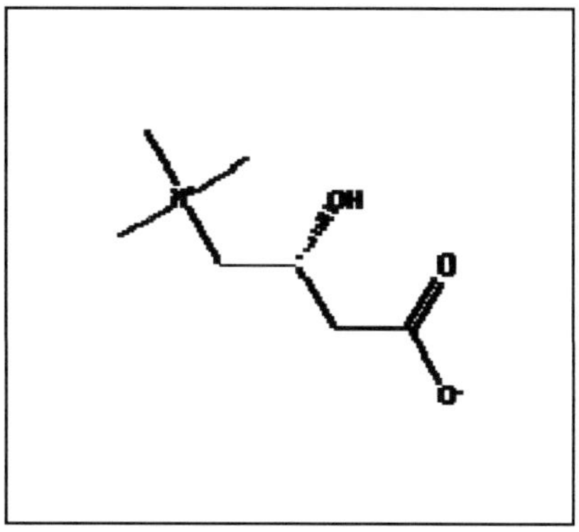

Abb. 39: Strukturformel L-Carnitin (chemfinder.cambridgesoft.com)

L-Carnitin kann einerseits in der Leber, Niere und im Gehirn gebildet und andererseits mit der Nahrung aufgenommen werden. In der Muskulatur, wo der Hauptwirkungsort von Carnitin ist, ist keine Biosynthese möglich, was einen ständigen Transport über den Blutkreislauf erfordert.

Ausgangssubstanz der Biosynthese sind Lysin und Methionin wobei Vitamin C, B_6, und Niacin sowie Eisen als essentielle Cofaktoren bei der Synthese beteiligt sind. Da Lysin und Methionin nicht in freier Form mit der Nahrung aufgenommen werden, bewirkt eine Erhöhung ihrer oralen Zufuhr keine Steigerung der Carnitin-Synthese. Bei Mangel eines der genanten Cofaktoren ist die Syntheseleistung hingegen eingeschränkt.

Carnitin ist in der Natur weit verbreitet (Tab. 19) und kommt in größeren Mengen vorwiegend in Muskelfleisch von Säugern vor; daher auch der Name von lat. caro, carnis = Fleisch (Elmadfa & Leitzmann, 1998).

6.1. Vorkommen

Es bestehen große Konzentrationsunterschiede innerhalb einer Fleischsorte, da L-Carnitin mit dem aeroben Stoffwechsel in Verbindung steht und in Muskelgruppen mit langsam kontrahierenden Muskelfasern (slow twitch fibres) in höherer Konzentration vorhanden ist als in schnell kontrahierenden (fast twitch fibres) (Willner, 1979). Shimada et al. (2004) fanden weiters eine signifikant höhere Myoglobin- und L-Carnitin-Konzentration in den langsam kontrahierenden Muskelfasern, was die Bedeutung des L-Carnitins für den aeroben Stoffwechsel bestätigt.

Lebensmittel	Carnitingehalt (mg/100g)
Rindfleisch	53-137
Schweinefleisch	22-33
Lammfleisch	78-209
Hühnerfleisch	2,5-5,1
Avocado	1,25
Vollmilch	3,3
Kuhmilch	2,5
Hühnerei	0,8
Vollkornbrot	0,362
Weißbrot	0,146
Reis, gekocht	0,014
Kartoffeln	0,013
Birnen	0,002

Tab. 19: Carnitingehalt ausgewählter Lebensmittel (Elmadfa & Leitzmann, 1998)

Carnitin aus der Nahrung wird rasch und vollständig sowohl aktiv als auch passiv absorbiert, über das Portalblut zur Leber transportiert und dort entweder gespeichert oder direkt ins Blut abgegeben. Die Ausscheidung erfolgt hauptsächlich über den Urin (16 bis 48 g/d), wobei mehr als 90% des glomerulär filtrierten Carnitins wieder reabsorbiert wird. Eine Zufuhr von übermäßigen Mengen an Carnitin habt keine toxischen Effekte. Die Nierenschwelle für Carnitin liegt nur wenig höher als die Plasmakonzentration, dadurch wird überschüssiges Carnitin ungenutzt wieder ausgeschieden. In seltenen Fällen können Übelkeit, Erbrechen oder Durchfälle auftreten. Dennoch sollte die maximal aufgenommene Tagesmenge 5 g über 4 Wochen nicht überschreiten, da nicht völlig auszuschließen ist, dass der Körper bei ständiger Zufuhr überhöhter Mengen seine Eigensynthese einschränkt oder sogar einstellt.

Der Körperspeicher an Carnitin liegt bei 250 mg/kg KG (etwa 16 bis 20g); 95% der gesamten Menge befindet sich in der Skelettmuskulatur, etwa 3% in der Leber und 1% im Herzmuskel, wobei im Herzen die höchste Konzentration messbar ist, was auf die rein aerobe Energieversorgung zurückzuführen ist. Die Plasmakonzentration beträgt im Normalfall für Frauen 41 µmol und für Männer 50 µmol (Takiyama & Matsumoto, 1998).

Der errechnete Carnitinbedarf für einen 70 kg schweren Erwachsenen ohne Eigensynthese liegt bei 0,23 mg/kg KG. Mit der Nahrung werden durchschnittlich 32 mg/d aufgenommen, wobei Vegetarier nur etwa 2 mg/d zu sich nehmen und bei extrem fleischreicher Ernährung die Aufnahme sogar bis zu 300 mg/d ansteigen kann (Elmadfa & Leitzmann, 1998). Eine Unterversorgung kann deshalb nur bei Vegetariern vermutet werden. Richter et al. (1999) fand einen signifikant niedrigeren Carnitinspiegel bei Männern und Frauen heraus, die sich ovo-lakto-vegetarisch ernährten (Tab. 19).

Zu einer Unterversorgung kann es primär als Folge eines angeborenen Defekts im Carnitinstoffwechsels (z. B. Mutationen des Carnitintransporters) oder sekundär durch Mehrausscheidung von Carnitin im Urin als Folge einer anderen Erkrankung (z. B. chronische Niereninsuffizienz oder Dialysepatienten) kommen. Symptome wie intermittierende Muskelschwäche, Adynamie oder Laktatazidose bis hin zu Kardiomyopathie können dabei auftreten.

Parameter	Non-vegetarians (Men, n=19)	Vegetarians (Men, n=18)	Non-vegetarians (Women, n=30)	Vegetarians (Women, n=28)
Total carnitine (µmol/l)	46.1 ± 9.2	*37.3 ± 8.6	39.4 ± 9.1	*31.5 ± 10.0
Free carnitine (µmol/l)	41.3 ± 8.4	*33.6 ± 9.3	33.2 ± 8.2	*27.1 ± 6.3

Tab. 20: Carnitinkonzentration von Vegetariern und Gemischtköstlern (Richter et al., 1999)

6.2. Funktion

Langkettige Fettsäuren können nicht passiv die Mitochondrienmembran durchdringen und brauchen dafür einen Carrier. Carnitin ist deshalb essentiell für den Transport langkettiger Fettsäuren aus dem Cytosol in die Mitochondrien der Zellen. Die im Cytosol enthaltenen Fettsäuren werden durch Coenzym A aktiviert (Acyl-CoA). Erst durch die Veresterung der aktivierten Fettsäuren zu Acylcarnitin können sie mit Hilfe der Enzyme Carnitin-Acyltransferase 1 und 2 (für die Beladung und Entladung) und der Carnitin-Acylcarnitin-Translokase (für den Transport) die innere Mitochondrienmembran passieren und stehen dann einer energetischen Verwertung durch die β-Oxidation zur Verfügung (Abb. 40

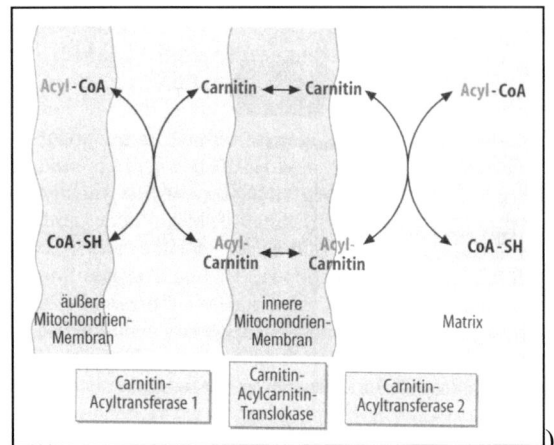). Nach der Abgabe des Acyl-CoA im Mitochondrium wird das Carnitin wieder durch die Carnitin-Acylcarnitin-Translokase ins Cytosol befördert, kann dabei sogar diverse zelltoxische Metaboliten bzw. kurz- und verzweigtkettige Acylgruppen abtransportieren, und steht so wieder für den Transport einer weiteren Fettsäure zur Verfügung. Dabei wird das Carnitin nicht verbraucht, sondern lediglich als Taxi vom Cytosol in die Matrix verwendet (Elmadfa & Leitzmann, 1998).

Die Geschwindigkeit der β-Oxidation der Fettsäuren wird vor allem durch die Aktivität der Carnitin-Acyltransferase 1 reguliert. Dieses Enzym wird z. B. durch Malonyl-CoA kompetitiv gehemmt und verhindert dadurch bei hohem Fettsäureangebot in den Zellen einen sinnlosen Kreislauf zwischen Fettsäurenabbau und –synthese. Nach einer kohlenhydratreichen Mahlzeit blockiert die Zelle auf Grund des erhöhten Insulinspiegels die Fettsäureoxidation und die Fettsäuresynthese wird gesteigert. Umgekehrt bewirkt ein hohes Glucagon_Insulin-Verhältnis bzw. ein hoher Acyl-CoA-Spiegel bei verminderten Malony-CoA-Konzentrationen eine Hemmung der Lipogenese und eine erhöhte Aktivität der Carnitin-Acyltransferase 1 mit einer Steigerung der β-Oxidation (Löffler & Petrides, 2003).

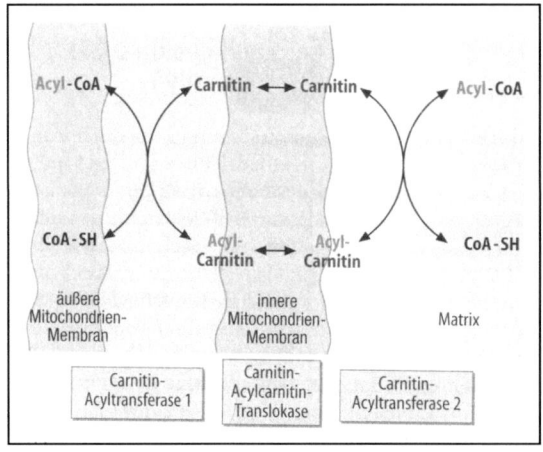

**Abb. 40: Carnitin als Carrier im Transport langkettiger Fettsäuren durch die mitochondriale Innen-
membran (Löffler & Petrides, 2003)**

Eine weitere Funktion des Carnitins ist die Beeinflussung der Verfügbarkeit von Coenzym A,
indem es eine Umverteilung des Acetyl-CoA von den Mitochondrien ins Cytoplasma bewirkt
(Elmadfa & Leitzmann, 1998) . Die mittels L-Carnitin in die Mitochondrien gelangten
aktivierten Fettsäuren werden über die β-Oxidation in Acetyl-CoA umgewandelt und schließlich über den Citrat-Zyklus und die Atmungskette vollständig abgebaut. Erhöhtes Fettsäureangebot führt jedoch bei Überschreiten der Kapazität des Zyklus oder bei unzureichendem
Sauerstoffangebot zur Akkumulation von Acetyl-CoA in den Mitochondrien. Damit ist
gleichzeitig der überwiegende Teil des Coenzym A an Acetylreste gebunden und steht in
freier Form für andere Reaktionen nicht zur Verfügung. Betroffen ist u.a. die Reaktion der
Pyruvatdehydrogenase, die einerseits freies Coenzym A als Reaktionspartner benötigt und
andererseits bei hohen Acetyl-CoA Konzentrationen einer Produkthemmung unterliegt
(Bremer, 1967). Die von der Pyruvatdehydrogenase katalysierte Umwandlung von Pyruvat in
Acetyl-CoA ist Voraussetzung für die aerobe Verwertung von Kohlenhydraten sowie den
vollständigen Abbau des in den Muskelfasern angehäuften Laktats. Behinderung der Pyruvat-
dehydrogenase-Reaktion hat zur Folge, dass für den Glucoseabbau nur noch der anaerobe
Weg zur Verfügung steht, was zu weiterer Erhöhung der intrazellulären Laktatkonzentration
und während einer Ausdauerbelastung zu frühzeitiger Ermüdung führt (Luppa, 2004).

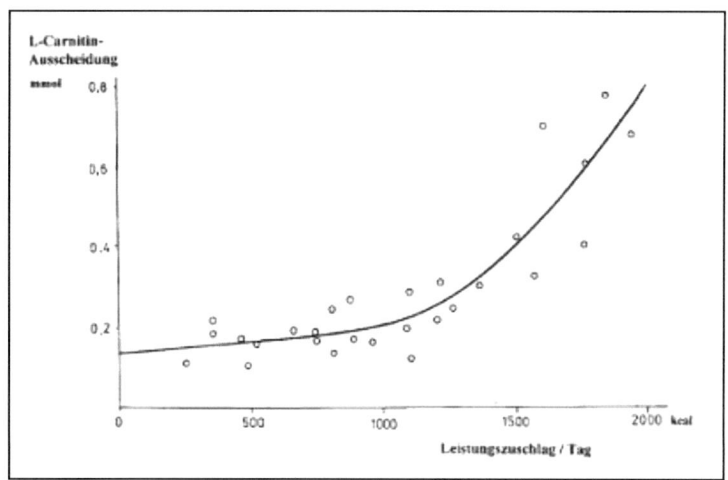

**Abb. 41: Ausscheidung von L-Carnitin im 24-Stunden-Urin in Abhängigkeit vom Energieumsatz (Luppa,
1996)**

Carnitinacetyltransferase ist ein Enzym, das überschüssige Acetylreste von Acetyl-CoA auf
L-Carnitin übertragen und aus der Matrix der Mitochondrien entfernen kann. Acetylcarnitin
verlässt dann nicht nur die Mitochondrien, sondern gelangt auch in den Blutkreislauf. Auf

Grund der begrenzten Kapazität der Rückresorption in der Niere steigt deshalb wie in (Abb. 41) ersichtlich die Ausscheidung von Acetylcarnitin im Urin (Wächter et. al, 2001, Luppa, 1996 und 2002, Müller et. al, 2002).

Die Übertragung der Acetylreste von Acetyl-CoA auf L-Carnitin wirkt vergrößernd auf den intramitochondrialen Pool an freiem Coenzym A. Die Erhöhung des Acetyl-CoA/Coenzym A-Quotienten infolge eines Substratstaus im Citratzyklus wird somit weitgehend verhindert. Mit diesem als Pufferwirkung bezeichneten Effekt des L-Carnitins wird die Bereitstellung von freiem Coenzym A für den Abbau von Pyruvat bzw. den vollständigen Abbau von Glucose gesichert und das Absinken des pH-Wertes in den Muskelfasern hinausgezögert (Bremer, 1967).

6.3. Ergogene Wirkung

Auf Grund der oben erwähnten zwei wichtigsten Funktionen, kann man annehmen, dass eine vermehrte Aufnahme von L-Carnitin mit der Nahrung eine direkte leistungssteigernde Wirkung hat oder eine Gewichtsreduktion positiv unterstützen könnte. Man geht von der Annahme aus, dass L-Carnitin indirekt die Regeneration (Volek et. al, 2002) fördert und das Immunsystem (Fritz & Arrigoni-Martelli, 1993) stärkt. Tab. 21 zeigt einen Überblick von Studien, die in den letzen zwei Jahrzehnten zu diesem Thema durchgeführt wurden.

Studie	Population	Dosis	Dauer		Ergebnis
Marconi et al., 1985	6 mäßig Trainierte	4g	2 Wochen	+	Anstieg VO_2max, keine Auswirkung auf RQ
Greig et al., 1987	9 Untrainierte	2g	2 Wochen	−	Keine Auswirkung auf Laktat und VO_2max
Dragan et al., 1987	40 Trainierte	3g	3 Wochen	+	Anstieg VO_2max
Oyono-Enguelle et al., 1988	10 Untrainierte	2g	4 Wochen	−	Keine Auswirkung auf VO_2max, Laktat, RQ
Soop et al., 1988	7 mäßig Trainierte	5g	5 Tage	−	Keine Auswirkung auf VO_2, freie Fettsäuren
Gorostiaga et al., 1989	10 Trainierte	2g	4 Wochen	−	Keine Auswirkung auf Hf, Laktat, VO_2, RQ

Siliprandi et al., 1990	10 mäßig Trainierte	2g	1x 1h vor Belastung	–	Laktatspiegel nach Belastung erniedrigt
Vecciet et al., 1990	10 mäßig Trainierte	2g	1x 1h vor Belastung	+	Anstieg VO_2max, Laktagspiegel nach Belastung erniedrigt
Wyss et al., 1990	7 Untrainierte	3g	1 Woche	–	Keine Auswirkung auf VO_2max, Laktat
Decombaz et al., 1990	9 Untrainierte	3g	1 Woche	–	Keine Auswirkung auf Laktat, RQ, Hf, Fettoxidation
Natali et al., 1993	12 mäßig Trainierte	3g	1x 40' vor Belastung	+	Erhöhte Fettoxidation nach Belastung
Trappe et al., 1994	20 Trainierte	2g	1 Woche	–	Keine Auswirkung auf Laktat, VO_2max
Brass et al., 1994	14 Untrainierte	2g	1x vor Belastung	–	Keine Auswirkung auf RQ, VO_2, Laktat
Vukovich et al., 1994	8 Untrainierte	6g	2 Wochen	–	Keine Auswirkung auf RQ, FFA, VO_2
Barnett et al., 1994	8 Untrainierte	4g	2 Wochen	–	Keine Auswirkung auf Laktat
Colombani et al., 1996	7 Trainierte	4g	1x vor Belastung	–	Keine Auswirkung auf Marathonzeit und Laktat
Swart et al., 1997	7 Trainierte	2g	6 Wochen	+	Anstieg VO_2max, Senkung der Hf, VO_2, RQ bei Belastung
Volek et al. 2002	10 Trainierte	2g	3 Wochen	+	Verbesserte Regeneration nach Belastung
Müller, et al. 2002	10 Untrainierte	3g	10 Tage	+	Erhöhte Fettoxidation
Wächter et al., 2002	8 Untrainierte	4g	3 Monate	–	Keine Auswirkung auf Leistungsfähigkeit
Kraemer, et al., 2003	10 Trainierte	2g	3 Wochen	+	Verbesserte Regeneration nach Krafttraining
Green et al., 2003	12 Trainierte	1g	60 Tage	–	Keine Auswirkung auf Körperzusammensetzung
Wutzke et al.,	12 Untrainierte	3g	10 Tage	+	Erhöhte Fettoxidation

2004						

Tab. 21: Studienvergleich: Effekte einer L-Carnitin Supplementation auf die Leistungsfähigkeit

Ein Vergleich der einzelnen Studien untereinander ist deshalb nur schwer durchzuführen, da jeder ein anderes Design verwendete, die Probanden von Untrainierten bis hin zu Hochleistungssportlern waren und keine Berücksichtigung von Geschlecht und Alter vorgenommen wurde. Auch wurden unterschiedliche Parameter bestimmt. So ist es nicht das Selbe, wenn man die Carnitin-Konzentration im Blut oder in der Muskulatur, dem eigentlichen Wirkungsort, bestimmt. Bereits Cederblad et al. (1974) konnten in verschiedenen Muskelfasern unterschiedliche Carnitin-Konzentrationen feststellen.

6.3.1. L-Carnitin und aerobe Ausdauerfähigkeit

Da L-Carnitin im aeroben Stoffwechsel wirkt, scheint es naheliegend, dass eine vermehrte Aufnahme bzw. eine höhere Verfügbarkeit auch die aerobe Leistungsfähigkeit steigern kann.

Einerseits würde eine höhere Konzentration an L-Carnitin in der Zelle bedeuten, dass mehr langkettige Fettsäuren in die Mitochondrien befördern werden können. Andererseits könnten mehr Acetylreste aus den Mitochondrien abtransportiert werden und die Pyruvatdehydrogenase im submaximalen Bereich länger aktiv bleiben, ohne wiederum den Fetttransport in den Mitochondrien einzuschränken. Dadurch könnte der Glykogenvorrat geschont und die Leistung erhöht bzw. die Ermüdung hinausgezögert werden.

Obwohl diese Hypothese in der Theorie generell verständlich ist und eine Leistungssteigerung erwarten lässt, konnte die Wissenschaft in der Praxis bislang nur dürftige Ergebnisse diesbezüglich bringen.

Durch eine einmalige orale Bolusdosis von etwa 2g kann generell eine Leistungssteigerung durch L-Carnitin ausgeschlossen werden, da die höchste Plasmakonzentration 3 bis 9 Stunden nach Einnahme (abhängig von Bioverfügbarkeit und Pharmakokinetik der verfügbaren Menge an L-Carnitin) messbar ist. Außerdem würde, wenn sich diese Menge gleichmäßig im ganzen Körper verteilen und alles in die Muskulatur transportiert würde, die Gesamt-Carnitin-Konzentration lediglich um 1% steigen, was für eine eventuell verbesserte Fettverbrennung bzw. Leistungsfähigkeit nicht ausreicht (Hultman et al., 1991).

Durch eine Supplementierung über Tage oder wenige Wochen steigt zwar die Konzentration von L-Carnitin im Plasma, nicht jedoch die Konzentration in der Muskulatur, dem eigentlichen Wirkungsort (Brass et al., 1994; Vukovich et al., 1994 und Barnett et al., 1994). Auch in

Langzeitstudien von bis zu 6 Monaten (Arenas et al., 1991 und 1994, Huertas et al., 1992, Green et al., 2003) konnte keine Veränderung der Carnitin- Konzentration in der Muskulatur beobachtet werden. Lediglich Heinonen (1996) konnte eine Erhöhung der Carnitin-Konzentration in der Muskulatur feststellen, wobei dies aber nur bei Personen nachzuweisen war, die bereits einen erniedrigten Carnitinspiegel aufwiesen.

Colombani et al. (1996) verabreichten 7 mäßig trainierten Marathonläufern 2 Stunden vor einem Marathonlauf und nach 20km jeweils 2g L-Carnitin und verglichen die Wettkampfleistung sowie einige Parameter nach dem Rennen. Es konnten alle Carnitin-Fraktionen (Acyl-carnitin, Acetylcarnitin, freies Carnitin) im Plasma erhöht werden, die Wettkampfleistung, die Sauerstoffaufnahme, diverse katabole Enzyme sowie Hormone konnten jedoch nicht beein-flusst werden.

Decomaz et al. (1992) konnten an 18 mäßig ausdauertrainierten Männern auch eine höhere Carnitin-Konzentration nach einer Gabe von 3 g L-Carnitin über 7 Tage sowohl im Plasma als auch im Harn nachweisen. Sie konnten aber keinerlei Änderungen im Stoffwechsel nach Glykogenentleerung feststellen. Sie konnten damit beweisen, dass L-Carnitin die Regenerati-on nicht fördert und dass die Fettverbrennung nach Glykogenentleerung durch L-Carnitin-Supplementierung nicht gesteigert werden kann.

Wächter et al. (2001) konnten in einer Langzeitstudie über 2 Monate zwar auch eine Erhö-hung der Plasmakonzentration feststellen. Gleichzeitig stieg jedoch auch die renale Exkretion (Abb. 42). Eine Konzentrationssteigerung in der Muskulatur oder eine damit einher gehende Leistungssteigerung konnte jedoch nicht beobachtet werden.

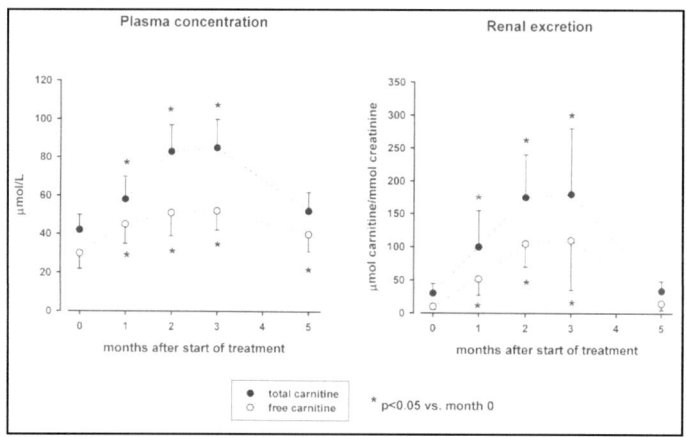

Abb. 42: Carnitinkonzentration in Plasma und Harn nach 2 Monate Carnitin-Supplementation (Wächter et al., 2001)

Soop et al. (1988) konnten auch in einer Tracer-Studie zeigen, dass eine Supplementation von L-Carnitin weder die Konzentration im Muskel erhöht noch eine Veränderung der Energiebereitstellung während einer aeroben Belastung bewirkt.

Auch Vukovich et al. (1994) konnten während einer submaximalen Ausdauerbelastung am Fahrradergometer nach zweiwöchiger L-Carnitingabe (6 g/d) alle Carnitin-Fraktionen (Acylcarnitin, Acetylcarnitin, freies Carnitin) erhöht messen, eine Muskelbiopsie konnte jedoch keine Erhöhung der Carnitin-Konzentration oder einen glykogensparenden Effekt bestätigen.

Cha et al. (2003) konnten aber an Ratten beobachten, dass eine vermehrte Aufnahme an Carnitin die Konzentration in der Muskulatur eher nur bei bereits trainierten Ratten ansteigen lässt. Weiters sahen sie eine Korrelation zwischen aerobem Ausdauertraining und der Carnitinkonzentration unabhängig von der Menge an aufgenommenem Carnitin. Diese Beobachtung lässt vermuten, dass das Ausdauertraining wichtiger sei als das vermehrt zugeführte Carnitin.

Auch Bacurau et al. (2003) und Cha et al. (2003) konnten in aktuellen Studien einen signifikanten Unterschied zwischen trainierten und untrainierten Ratten in Bezug auf Muskel-Carnitin-Konzentration nach Carnitin-Supplementation feststellen. Bacurau et al. konnten weiters eine Leistungssteigerung bei Ratten durch eine Supplementierung von L-Carnitin nachweisen. Die Auswirkung war auch in diesem Fall bei den trainierten Tieren höher als bei untrainierten (Abb. 43).

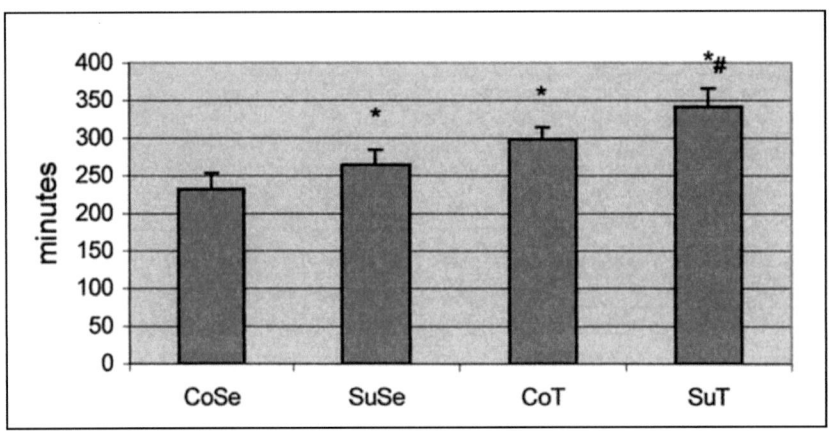

Abb. 43: Zeit bis zur Erschöpfung von untrainierten (Se) und Trainierten (T) Ratten mit (Su) und ohne (Co) Supplementierung (Bacurau et al., 2003)

Studien an Menschen konnten derartige Ergebnisse bisher noch nicht bzw. nicht in einem signifikanten Ausmaß liefern (z. B. Cooper et al., 1986, Colombani et al., 1996 und Wächter et al., 2002). Es konnten zwar in einzelnen Studien diverse Parameter des Stoffwechsels durch eine Supplementierung von L-Carnitin beeinflusst werden, die tatsächliche Ausdauerleistung blieb jedoch meist unverändert. So konnten z. B. Marconi et al. (1985), Vecciet et al. (1990) oder Swart et al. (1997) eine Erhöhung der maximalen Sauerstoffaufnahme, nicht jedoch eine verbesserte Ausdauerleistung nachweisen. Natali et al. (1993), Müller et al. (2002) oder Wutzke et al. (2004) konnten weiters eine verbesserte Fettverbrennung feststellen.

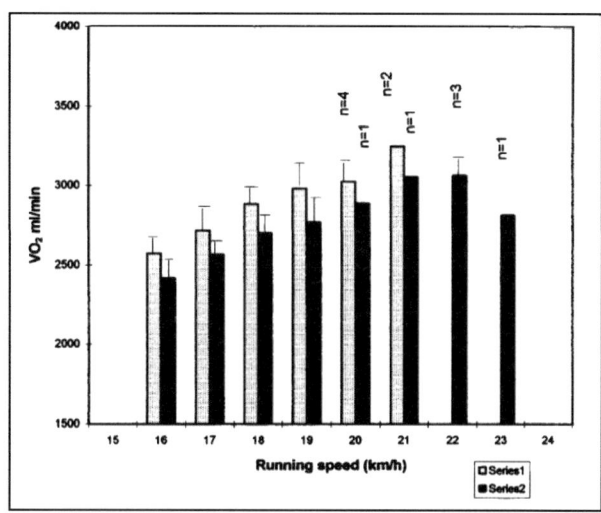

Abb. 44: Sauerstoffaufnahme bei bestimmten Laufgeschwindigkeiten ohne (Series 1) und mit (Series 2) L-Carnitin Supplementation (Swart et al., 1997)

Swart et al. (1997) konnten jedoch an 8 hochtrainierten Marathonläufern (Bestzeiten jeweils unter 2h30min) eine signifikante Leistungssteigerung sowie eine erniedrigte Herzfrequenz und Sauerstoffaufnahme bei definierten Intensitätsstufen nachweisen. Abb. 44 zeigt die verminderte Sauerstoffaufnahme nach einer 6wöchigen Supplementierung von täglich 2 Gramm L-Carnitin bei Geschwindigkeiten zwischen 16 und 23 km/h. Die verminderte Sauerstoffaufnahme bei gleicher Belastungsintensität mit einer gleichzeitigen Senkung des Respiratorischen Quotienten kann als eine vermehrte Fettverbrennung erklärt werden. Weiters konnte mit dieser Studie eine absolute Leistungssteigerung von 5,68% nachgewiesen werden. Es konnte, bis auf die Ausnahme eines Sportlers, jeder die maximale Laufgeschwindigkeit bei einem Laufband-Stufentest verbessern (Abb. 45).

Kritisch zu betrachten ist das Design der Studie. Die Durchführung erfolgte nicht „blind" und es gab keine Kontrollgruppe. Eine dadurch mögliche Beeinflussung der Sportler ist deshalb nicht auszuschließen.

Eindrucksvoll konnten auch Föhrenbach et al. (1993) an diversen Hochleistungssportlern (Triathleten, Turner, Judoka und Bobfahrer) die Auswirkungen einer L-Carnitin Supplementierung zeigen. Nach 6wöchiger Einnahme von täglich 30 mg L-Carnitin/kg Körpergewicht (entspricht etwa 1,5 bis 2,5 mg/d) konnten jene Sportler mit einem hohem aeroben Trainingsanteil (Triathleten) sowohl die Gesamt-Carnitin-Konzentration als auch diverse Blutfettwerte und sogar den Körperfettanteil stärker positiv beeinflussen als Sportler mit einem geringeren aeroben Trainingsanteil.

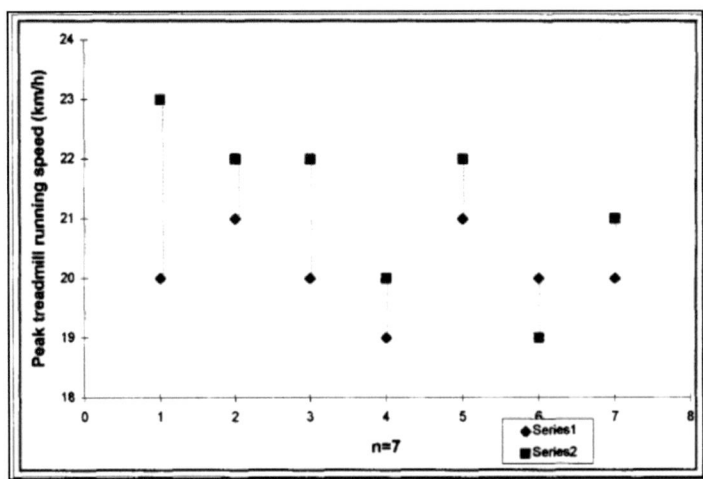

Abb. 45: Leistungssteigerung ohne (Series 1) und mit (Series 2) L-Carnitin Supplementation (Swart et al., 1997)

6.3.2. L-Carnitin und anaerobe Ausdauerfähigkeit

Bei intensiven Belastungen kommt der Effekt der oben beschriebenen Pufferwirkung des L-Carnitins besonders zum Tragen. Eine Erhöhung der Carnitin-Konzentration in der Muskelzelle durch Supplementierung soll die Acetyl-CoA/CoA-Ratio in der Mitochondrienmatrix senken. Die vermehrte Bildung von Acetylcarnitin würde den inhibierenden Effekt von Acetyl-CoA auf die Pyruvatdehydrogenase herabsetzen, und somit steht wieder mehr Coenzym A der Reaktion zur Verfügung. Dadurch kann mehr Pyruvat oxidativ zu Acetyl-CoA decarboxyliert werden bzw. es wird weniger zu Laktat reduziert. Damit wird zum Einen pro Einheit O_2 mehr Energie verfügbar gemacht, zum Anderen kann das Absinken des pH-Werts und damit die Ermüdung hinausgezögert werden (Cerretelli & Marconi, 1990). Auf diese Weise wäre bei Zwischenspurts die Energiebereitstellung effizienter und das Auftreten von Ermüdungserscheinungen in Folge erniedrigten pH-Werts verzögert, so dass die Endspurtkapazität nicht beeinträchtigt würde.

In bisherigen Studien (z.B. Brass et al., 1994 oder Green et al., 2003) konnte zwar nach einer Carnitin-Supplementierung eine Erhöhung der Plasmakonzentration festgestellt werden, die Konzentration in der Muskulatur blieb dabei aber unverändert.

Constantin-Teodosiu et al. (1991) konnten in ihrer Studie an 8 Probanden feststellen, dass die Pyruvatdehydrogenase bei maximaler Belastung bereits mit maximaler Reaktionsgeschwindigkeit arbeitet, unabhängig von der Carnitin-Konzentration im Muskel oder Blut.

Eine alternative Ausschleusung des Acetyls aus den Mitochondrien ist die mitochondriale Reaktion von Oxalacetat mit Acetyl-CoA unter Bildung von Citrat. Das Citrat wird durch den Tricarboxylatcarrier aus den Mitochondrien exportiert und durch die cytosolische ATP-Citrat-Lyase zu Oxalacetat und Acetyl-CoA gespalten (Löffler & Petrides, 2003).

Eine Steigerung des Acetyl-CoA-Durchsatzes durch den Citratzyklus bzw. eine dadurch bewirkte Anhebung der anaeroben Schwelle wäre auf Grund dieser biochemischen Gegebenheiten zwar denkbar, aber nur zu realisieren, wenn die Carnitinkonzentration in der Muskelzelle tatsächlich gesteigert werden könnte. Da dies nicht der Fall zu sein scheint, haben Schnelligkeitsausdauersportler oder Sportler mit anaerob-laktaziden Ausdauerbestandteilen keinen Vorteil von einer Carnitinsupplementierung. Das Selbe gilt für Schnelligkeitssportler, deren energetische Versorgung nicht über das Laktat-System (anaerob laktazid) sondern über das ATP-Kreatinphosphat-System (anaerob alaktazid) erfolgt. Dass Carnitin-Supplementierung Schnelligkeits(ausdauer)belastungen nicht begünstigt, wird auch durch Studien bekräftigt, die eine Verminderung des Laktatspiegels nach Carnitin-Applikation nicht feststellen konnten (Marconi et al., 1985; Barnett et al., 1994, Colombani et al., 1996).

Decombaz et al. (1992) konnten ebenfalls keine Änderung in Bezug auf VO_2max, Herzfrequenz, L-Carnitin-Konzentration oder maximale Leistungssteigerung durch Carnitin-Supplementierung feststellen. Sie kommen sogar zum Schluss, dass die L-Carnitin-Konzentration in der Muskulatur weder von der zugeführten Menge an Carnitin noch vom Ausdauertraining abhängig ist und sich auch, unabhängig von der Intensität und der Stoffwechselrate, nicht ändert.

Auch Trappe et al. (1994) versuchten bei 20 hochtrainierten Schwimmern vergeblich eine Veränderung der anaeroben Leistung durch L-Carnitin Supplementierung nachzuweisen. Bei dieser Studie mussten die Schwimmer 5 Mal etwa 90 Meter, unterbrochen von einer 2minütigen Pause, maximal schwimmen. Dabei wurde kein Unterschied in den Parametern Laktatkonzentration oder Schwimmzeiten (Abb. 46) festgestellt. Es konnten hingegen alle

Carnitin-Fraktionen (Acylcarnitin, Acetylcarnitin, freies Carnitin) im Plasma signifikant erhöht werden.

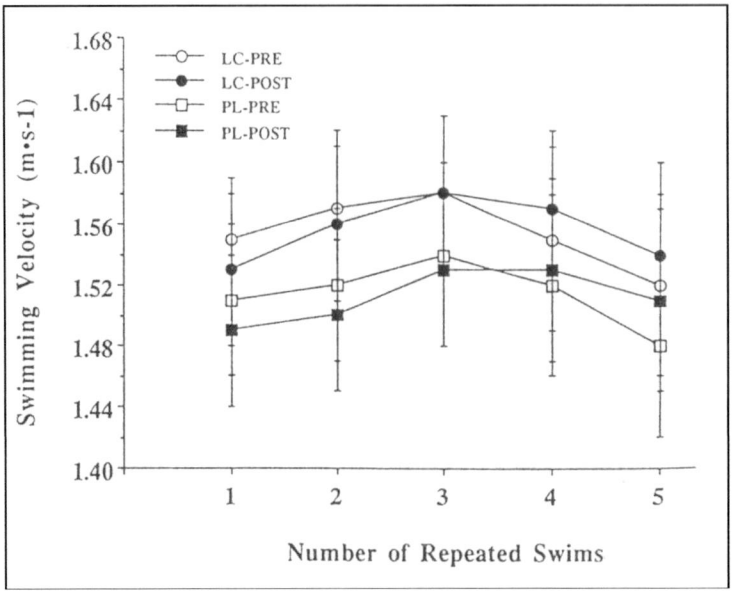

Abb. 46: Schwimmzeiten von 5 maximalen Belastungen (90 Meter) mit (Kreis) und ohne (Quadrat) Carnitin-Supplementierung (Trappe et al., 1994)

Natali et al. (1993) konnten an 12 Probanden während einer zweiminütigen anaeroben Belastung keine Veränderung hinsichtlich des Verhaltes von Glukose, freien Fettsäuren, Laktat, Pyruvat, Glycerol, und β-Hydroxybutyrat durch eine einmalige L-Carnitin Supplementierung feststellen. Erstaunlicherweise fanden sie jedoch heraus, dass in der Regenerationsphase nach der anaeroben Belastung die Energiebereitstellung vermehrt durch Fette geschieht und die Herzfrequenz schneller absinkt.

6.3.3. L-Carnitin und Regeneration

Obwohl es den Anschein macht, dass L-Carnitin Supplementierung keine direkte Auswirkung sowohl auf die aerobe als auch auf die anaerobe Ausdauer hat, konnten Studien (Natali et al., 1993, Giamberardino et al., 1996 oder Volek et el., 2002) eine erhöhte Regenerationsfähigkeit nachweisen.

6.4. Zusammenfassung

Die Theorie lässt einleuchtend vermuten, dass eine zusätzliche Gabe von L-Carnitin eine Leistungssteigerung bewirken könnte. Tab. 22 zeigt einen Vergleich einer eventuellen ergogenen Wirkung durch L-Carnitin Supplementierung.

Die Fettverbrennung ist abhängig von L-Carnitin. Eine erhöhte Konzentration kann die Fettverbrennung verbessern, die Glycogenreserven schonen und somit die Ermüdung hinauszögern.	Carnitin-Supplementierung erhöht weder die Fettverbrennung noch kann damit Glycogen gespart werden. Zusätzliche Carnitin-Gaben können die aerobe Leistungsfähigkeit nicht verbessern.
Ein erhöhtes Acetyl-CoA/CoA Ratio kann die Aktivität der Pyruvatdehydrogenase hemmen. L-Carnitin transportiert vermehrt Acetyl ab, wodurch das Verhältnis wieder normalisiert und die Aktivität der Pyruvatdehydrogenase gesteigert wird.	Die Pyruvatdehydrogenase arbeitet in vivo bereits nach wenigen Sekunden mit maximaler Geschwindigkeit. Zusätzliches L-Carnitin kann die Reaktionsgeschwindigkeit nicht überdies hinaus steigern.
Ein erhöhtes Acetyl-CoA/CoA Ratio verursacht durch die Hemmung der Pyruvatdehydrogenase eine erhöhte Laktatproduktion. L-Carnitin senkt die Laktat-Akkumulation durch gesteigerte Aktivität der Pyruvatdehydrogenase.	Die Pyruvatdehydrogenase arbeitet in vivo bereits nach wenigen Sekunden mit maximaler Geschwindigkeit. Es gibt keinen Zusammenhang zwischen Laktatproduktion und L-Carnitinaufnahme.
L-Carnitin erhöht die maximale Sauerstoffaufnahme.	Es gibt keine Belege dafür, dass Carnitin per se die maximale Sauerstoffaufnahme positiv beeinflussen kann.
Intensives Training verursacht einen Verlust an Carnitin aus dem Muskel und kann dadurch einen Mangel verursachen.	Während intensiver Belastungen wird zwar die Konzentration an freiem Carnitin gesenkt, die totale Carnitin-Konzentration jedoch nicht. Es gibt kein Anzeichen dafür, dass Sportler einen höheren Bedarf an L-Carnitin haben.

Tab. 22: Ergogene Wirkung von L-Carnitin – Theorie und wissenschaftliche Haltbarkeit

Momentan gibt es keine eindeutigen wissenschaftlichen Arbeiten, die eine direkte Leistungssteigerung durch L-Carnitin belegen könnten, vorausgesetzt die Person ist ausreichend mit

Carnitin versorgt. Als eventuelle Risikogruppe sind die Vegetarier zu nennen, bei denen die größere Gefahr besteht, in einen Mangelzustand zu kommen.

Indirekt gibt es jedoch Anzeichen, dass L-Carnitin die Regeneration fördern und das Immunsystem stabilisieren kann. Weiters könnte eine zusätzliche L-Carnitin-Gabe die Leistung bei einem intensiven Training unter Hypoxie-Bedingungen positiv beeinflussen. Dazu sind jedoch noch weitere wissenschaftliche Arbeiten von Nöten, um eine eindeutige Beurteilung abgeben zu können. Auf Grund der momentanen wissenschaftlichen Kenntnis hat z.B. die Schweizerische Fachkommission für Dopingbekämpfung diese Substanz sogar unter der Kategorie „E" klassifiziert, in der „Aufgrund der bisher an gesunden, nicht mangelernährten, trainierten Menschen durchgeführten Studien bei adäquater Anwendung und Dosierung weder eine direkte (schnell eintretend) noch indirekte (zeitlich verzögert) positive Leistungsbeeinflussung wahrscheinlich ist" (www.dopinginfo.ch).

7. Koffein

Koffein ($C_8H_{10}N_4O_2$, Molekulargewicht 194,2g/Mol), chemisch auch als 1,3,7-Trimethylxanthin bezeichnet, gehört chemisch-pharmakologisch zur Gruppe der Methylxanthinen. Es ist der Hauptwirkstoff des Kaffees und gilt schon seit Jahrhunderten als legal anregendes Genussmittel.

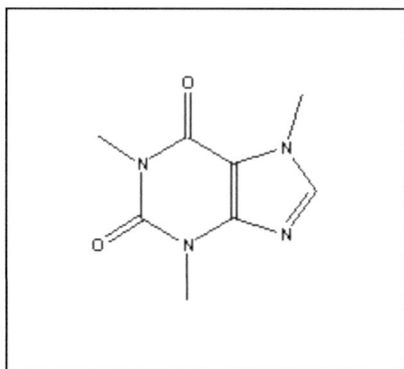

Abb. 47: Strukturformel Koffein (chemfinder.cambridgesoft.com)

7.1. Vorkommen

Koffein ist neben der Kaffeebohne auch ein natürlicher Bestandteil des schwarzen und grünen Tees, der Mateblätter, der Guarana-Beere und der Kolanuss (Tab. 23). Koffein gehört wie auch Theobromin und Theophyllin zu der Gruppe der Methylxanthine und zählt zu den ältesten Genuss- und Arzneimitteln der Welt. Der Anbau von Kaffeepflanzen war bis ins 17. Jahrhundert durch die Türkei monopolisiert. Davor stellte der aus China importierte Tee die hauptsächliche Quelle von Koffein dar. (Mannhart, 2003)

Produkt	Menge	Koffeingehalt
Filterkaffee	Tasse 125ml	60 -100mg
Espresso	Tasse 50 ml	50-60mg
Löslicher Kaffee	Tasse 125ml	60-100mg
Schwarzer Tee (3 min)	Tasse 125ml	10-25mg
Kakao	Tasse 150 ml	26mg
Energy Drink	Dose 250 ml	80mg
Cola	Dose 330 ml	40mg
Zartbitterschokolade	Tafel 100 g	10-75mg
Schmerzmittelzusatz	Einheit	30-100mg

Tab. 23: Koffeingehalt diverser Lebensmittel (Mannhart, 2003)

7.2. Stoffwechsel

Koffein wird vom Körper nach oraler Einnahme schnell und praktisch vollständig aufgenommen. Die Konzentration im Blut steigt nach 15 Minuten an, die belebende Wirkung wird nach etwa 30 Minuten wahrgenommen und klingt innerhalb 3 bis 4 Stunden wieder ab.

Der Wirkungsmechanismus läuft bekanntermaßen so, dass die Methylxanthine die Phosphodiesterase hemmen, welche cyclisches Adenosinmonophosphat (cAMP) zu Adenosinmonophosphat (AMP) abbaut. Dadurch kommt es in der Leber wie im Fettgewebe zu einer gesteigerten Glykogenolyse zusammen mit einer Hemmung der Glykogensynthese, zu einer gesteigerten Glukoneogenese sowie zu einer Steigerung der β-Oxidation der Fettsäuren und der Ketonkörpersynthese mit Freisetzung von Acetacatat und β–Hydroxybutyrat (Löffler & Petrides, 2003).

Der Abbau erfolgt hauptsächlich in der Leber, die Ausscheidung der Stoffwechselprodukte erfolgt über die Niere. Der Abbau wird mit Hilfe von Cytochrom P450 zu Paraxanthin (1,6-Dimethylxanthin), Theophyllin (1,3-Dimethylxanthin) und Theobromin (3,7-Dimethylxanthin) katalysiert, wobei alle drei Abbauprodukte biologisch aktiv sind (Abb. 48).

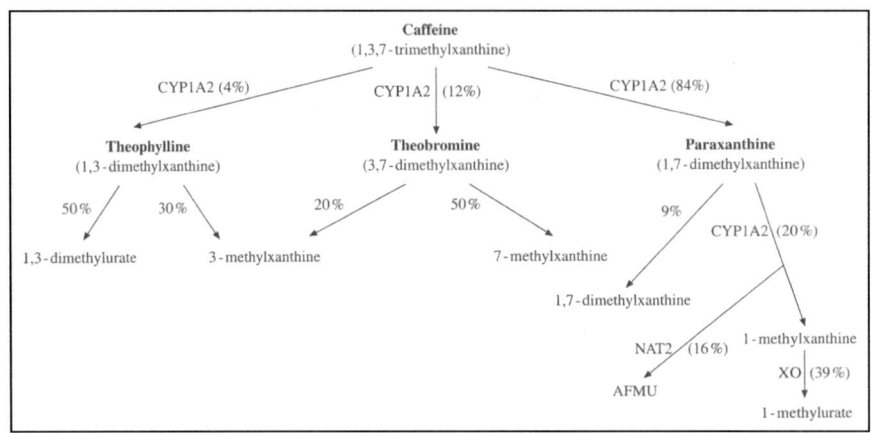

Abb. 48: Koffein-Stoffwechsel (Sinclair & Geiger, 2000)

Die Geschwindigkeit der Ausscheidung ist individuell sehr verschieden. In der zweiten Hälfte der Schwangerschaft verdoppelt sich z.B. die Halbwertszeit. Neugeborene bzw. Säuglinge können Koffein noch nicht verstoffwechseln und müssen es unverändert ausscheiden. Bei Rauchern hingegen führen Inhaltsstoffe des Tabakrauchs zum beschleunigten Abbau von Koffein, so dass sie Koffein etwa doppelt so schnell eliminieren wie Nichtraucher. Die Hälfte der eingenommenen Koffeindosis ist nach 2 bis 10 Stunden (im Mittel 4 Stunden) ausgeschieden. (Elmadfa & Leitzmann, 1998)

7.3. Wirkung von Koffein auf den Organismus

Die pharmakologische Wirkung von Koffein ist dosisabhängig. Die Aufnahme von 50 - 200 mg (je nach Gewöhnung) wirkt beim Erwachsenen anregend und beseitigt Ermüdungserscheinungen, führt zu einer deutlichen Beeinflussung von Antrieb und Stimmung, der Lernprozess ist erleichtert. Intensität und Dauer der Wirkung hängen von der Ausgangslage ab, sie sind bei Ermüdung stärker ausgeprägt. Bei Mengen über 400 - 500 mg (auch das ist individuell sehr verschieden) werden unerwünschte Symptome (Herzrasen, Schlaflosigkeit) beobachtet. Hier die Wirkungen im Einzelnen (Schröder, 1999):

7.3.1. Zentralnervensystem (ZNS)

Koffein wirkt auf alle Teile des ZNS erregend. Diese Wirkung beruht hauptsächlich auf der Funktion des Koffeins als Inhibitor einer cyclo-AMP-spezifischen Phosphodiesterase, wodurch die Umwandlung von cyclo-AMP in AMP verzögert wird, so dass letztlich die durch cyclo-AMP ausgelöste Adrenalinwirkung länger erhalten bleibt. Dies äußert sich in einer Erhöhung der geistigen Aufnahmefähigkeit, in einer Beseitigung von Müdigkeit sowie in einer gewissen Anhebung der Stimmungslage. Die Verbesserung von Lernvorgängen und Gedächtnisleistungen sowie eine Verminderung von Fehlreaktionen und eine Verkürzung von Reaktionszeiten konnten in psychomotorischen Tests nachgewiesen werden.

7.3.2. Vegetatives Nervensystem

Neben der Großhirnrinde werden durch Koffein auch die vegetativen Zentren des Hirnstamms erregt. Im Vordergrund steht die Wirkung auf das Atemzentrum. Diese Wirkung des Koffeins wird heute noch therapeutisch bei der Behandlung von Atemstörungen frühgeborener Kinder eingesetzt.

7.3.3. Herz, Kreislauf und Gefäße

Koffein steigert die Herzleistung in vielfältiger Weise. Auf die Blutgefäße wirkt es größtenteils erweiternd. Zusammen mit der erhöhten Herzleistung kommt es deshalb durch Koffein in den meisten Organen zu einer Zunahme der Durchblutung. Diese verbesserte Durchblutung des Großhirns wird mit als Ursache dafür angesehen, dass Koffein die Müdigkeit verscheucht, die Arbeitsleistung vorübergehend verbessert und die Stimmung hebt. Bei koffeinabstinenten Personen führt eine moderate Koffeinaufnahme zu einer systolischen und diastolischen Blutdruckerhöhung um ca. 10 mmHg, die etwa 3 Stunden anhält. Gegenüber dieser Wirkung entwickelt sich allerdings ähnlich wie gegenüber anderen Koffeineffekten innerhalb von 3 - 5

Tagen eine Toleranz, so dass Koffein dann nicht mehr zu einer Erhöhung des Blutdrucks führt.

7.3.4. Schlaf

Die Wirkung des Koffeins auf den Schlaf ist individuell sehr unterschiedlich. Sie hängt in hohem Maße mit einem Gewöhnungseffekt zusammen.

7.4. Nieren

Koffein steigert sowohl die Ausscheidung von Flüssigkeit (Diurese) als auch die von Elektrolyten. Verantwortlich dafür ist die verbesserte Nierendurchblutung und erhöhte glomeruläre Filtrationsrate sowie die Hemmung der Rückresorption von Kochsalz durch Koffein.

7.5. Ergogene Wirkung

Koffein wird im Sport seit über 100 Jahren eingesetzt. Erst seit den 1970er-Jahren werden gezielte Studien zur Untersuchung der leistungsverbessernden Wirkung durchgeführt. Die meisten Studien wurden unter Laborbedingungen durchgeführt (Tab. 24).

Studie	Population	Dosis		Ergebnis
Ivy et al., 1979	7 ♂, 2 ♀	500mg	+	Verbesserte Ausdauerleistung und Fettverbrennung
Wells et al., 1985	10 ♂	5mg/kg	-	Keine Unterschiede in RER und freien Fettsäuren
Gaesser & Rich, 1985	8 ♂	5mg/kg	-	Keine Unterschiede in RER, VO$_2$max, erhöhte Laktatproduktion
Butts & Crowell, 1985	13 ♂, 15 ♀	300mg	+	Verbesserte Ausdauerleistung (Dauer)
Casal & Leon, 1985	9 ♂	400mg	-	Keinen Unterschied in RER
Sasaki et al., 1987	5 ♂	4,2mg/kg	+	Verbesserte Ausdauerleistung (Dauer)
Erickson et al., 1987	4 ♂, 1 ♀	5mg/kg	+	Keine Unterschiede in RER aber glykogensparend
Collomp et al., 1991	3 ♂, 3 ♀	5mg/kg	-	Keine Unterschiede in maximaler und durchschnittlicher Leistung

Anselme et al., 1992	10 ♂, 4 ♀	250mg	+	Verbesserung der maximalen Leistung
Collomp et al., 1992	5 ♂, 9 ♀	250mg	+	Verbesserung der Schwimmleistung bei Trainierten
Wiles et al., 1992	28 ♂	200mg	+	Verbesserte Ausdauerleistung (Dauer und Geschwindigkeit)
Macintosh et al., 1995	7 ♂, 4 ♀	6mg/kg	+	Verbesserte Schwimmleistung
Graham, et al., 1995	8 ♂	3-9mg/kg	+	Verbesserte Ausdauerleistung (Dauer)
Trice & Haymes, 1995	8 ♂	5mg/kg	+	Verbesserte Ausdauerleistung (Dauer)
Jackman et al., 1996	14 ♂	6mg/kg	+	Verbesserte Ausdauerleistung (Dauer)
Cohen et al., 1996	5 ♂, 2 ♀	9mg/kg	-	Keinen Unterschied in der Laufge-schwindigkeit
Ferrauti et al., 1997	8 ♂, 8 ♀	5mg/kg	+	Verbesserung der Präzision im Tennis
Wemple et al., 1997	4 ♂, 1 ♀	9mg/kg	-	Keine signifikanten Unterschiede in der Ausdauerleistung
Bell et al., 1998	8 ♂	5mg/kg	+	Verbesserte Ausdauerleistung (Dauer)
Greer et al., 1998	9 ♂	6mg/kg	-	Keine Unterschiede in maximaler und durchschnittlicher Leistung
Graham et al., 1998	9 ♂	5mg/kg	+	Verbesserte Ausdauerleistung (Dauer)
Doherty, 1998	9 ♂, 1 ♀	5mg/kg	+	Verbesserte Ausdauerleistung (Dauer)
Kovacs et al., 1998	15 ♂	2-4mg/kg	+	Verbesserte Ausdauerleistung (Dauer)
Bruce et al., 2000	8 ♂	6-9mg/kg	+	Verbesserte Ruderleistung
Hunter et al., 2002	8 ♂	2mg/kg	-	Keine Unterschiede in maximaler und durchschnittlicher Leistung

Tab. 24: Studienvergleich: Effekte einer Koffein-Supplementation auf die Leistungsfähigkeit

In Feldstudien konnten die positiven Effekte auf die Leistung nur begrenzt wiederholt werden (z.B. Ferrauti et al., 1997). Meistens wurde reines Koffein und nicht Kaffee eingesetzt. Es ist heute nicht gesichert, ob der Genuss von Kaffee denselben Effekt wie reines Koffein hat. Studien zeigen, dass der Plasmaspiegel von Koffein nach Einnahme von Koffein oder Kaffee in gleichem Masse steigt (z.B. Trice & Haymes, 1995). Jedoch konnte nur nach der Supplementierung mit Koffein ein Anstieg der freien Fettsäuren und des Adrenalins gemessen werden. Die Autoren schließen daraus, dass die vielen Begleitsubstanzen des Kaffees die Wirkung des Koffeins mit beeinflussen bzw. dass Koffein vielleicht nicht die einzige bioaktive Substanz im Kaffee sei.

Graham et al. (1998) untersuchten 9 trainierte Läufer unter Einwirkung von Koffein in Wasser gelöst, von Kaffee und entkoffeiniertem Kaffee mit und ohne Zusatz von Koffein. Sie konnten feststellen, dass die Koffein- und Adrenalin-Konzentration nur bei Gaben von Koffein signifikant angestiegen ist. Auch die Leistung (bei 85% der VO$_2$max bis zur Erschöpfung) hatte sich nur in der Gruppe mit Koffein, nicht aber bei der mit Kaffee verbessert.

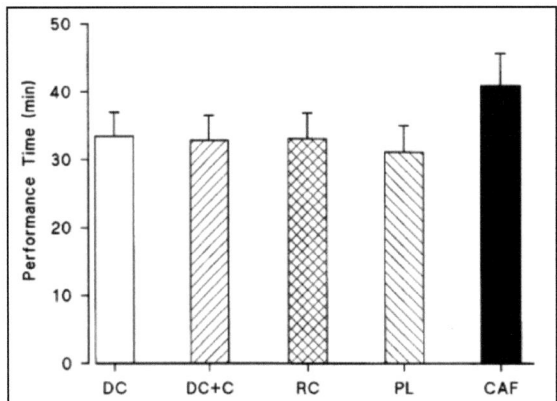

Abb. 49: Leistungsverbesserung von Koffein-Supplementierung (CAF) im Vergleich zu Placebo (PL) entkoffeinierten Kaffee (DC) bzw. mit Koffein(DC+C) und Kaffee (RC)

Aus dieser Studie ist auch ersichtlich, dass durch Zugabe von Koffein zu einem entkoffeinierten Kaffee die Leistung nicht gesteigert wird, obwohl die Konzentration im Blut ähnlich hoch war. Daraus lässt sich schließen, dass die Inhaltsstoffe des Kaffees die Aktivität des Koffeins beeinflussen bzw. sogar hemmen.

Auch andere Nahrungsbestandteile können die Bioverfügbarkeit bzw. den Abbau von Koffein beeinflussen. Zum Beispiel können Lebensmittel wie Kreuzblütler oder Leguminosen sowie gegrilltes Fleisch den Abbau von Koffein beschleunigen. Das gleiche gilt auch für das Rauchen (Arnaud, 1993).

Auch der Leistungszustand zeigt eine veränderte Koffein-Sensitivität. LeBlanc et al. (1984) sahen bei trainierten Individuen einen größeren Anstieg von Adrenalin und freien Fettsäuren in Ruhe. Leider wurden bei dieser Studie keine Vergleiche während oder nach einer Belastung getätigt.

Dafür konnten Graham et al. (1991) eindrucksvoll in einer Einzelfallstudie an einem Marathonläufer der Weltklasse eine Leistungsverbesserung von 30 Minuten aufzeigen. Der Läufer konnte bei einem Test bis zur Erschöpfung mit Placebo 75 Minuten und mit Gabe von Koffein knapp 105 Minuten laufen. Die Autoren sehen darin zwar keine korrekt wissenschaftliche Absicherung des Ergebnisses, vermuten aber, dass eine ausdauertrainierte Muskulatur vielleicht empfindlicher auf Koffeingaben reagieren könnte.

Bisher konnte kein geschlechtsspezifischer Unterschied in der Wirkung von Koffein festgestellt werden, obwohl die meisten Studien keinen direkten Vergleich der Geschlechter vornahmen. Lediglich Butts & Crowell (1985) versuchten in ihrer Studie einen eventuellen Unterschied festzustellen. Dabei kam zwar kein direkter Unterschied heraus, es entstand aber eine Theorie, dass Östrogen den ergogenen Effekt von Koffein senken könnte. Weitere Studien sind noch zur Absicherung dieser Theorie erforderlich.

7.5.1. Koffein und aerobe Leistungsfähigkeit

In der Vergangenheit wurde die Verbesserung der Fettsäureoxidation und der Glykogen sparende Effekt, der vermutlich nur während der ersten 15 Minuten unter Belastung eintritt, als Hauptmechanismus der Leistungsverbesserung durch Koffein angesehen. Während eine gesteigerte Lipolyse nachgewiesen werden konnte, gelang es bis heute nicht zu zeigen, dass auch vermehrt freie Fettsäuren als Energieträger verbraucht werden (respiratorischer Quotient [RER] veränderte sich nicht). Neuere Studien (z. B. Greer et al., 2000 oder Graham et al., 2000) untersuchen nun auch den Effekt bei kürzeren Belastungen zwischen 1 Minute und 30 Minuten, wo die Entleerung der Glykogenspeicher nicht der limitierende Faktor sein kann. Koffein scheint auch bei kurzen Leistungen einen positiven Effekt zu haben. Der Mechanismus ist nicht klar. Diskutiert wird, dass die Ermüdung verzögert eintritt, da einerseits unter Koffeinsupplementierung das Ionengleichgewicht verbessert (z.B. verlangsamter Kaliumanstieg im Plasma) und andererseits das Zentralnervensystem stimuliert wird. Nach Mannhart (2003) wird aus diesen Gründen Koffein bei Belastungen, die mehr als 1 Minute dauern, leistungsförderndes Potenzial zugeschrieben und als A-Supplement eingestuft. Somit kann bei gesunden, nicht mangelernährten, trainierten Menschen bei adäquater Anwendung und Dosierung eine direkte (schnell eintretende) positive Leistungsbeeinflussung erwartet werden.

In den vorliegenden Studien wurde entweder die Zeit bis zur Erschöpfung bei einer vorgegebenen Leistung oder die Zeit, die zum Absolvieren einer vorgegebenen Distanz benötigt wurde, gemessen. Beide Studienanordnungen mit Belastungsumfängen von etwa 30 Minuten stellten in beinahe allen Studien eine verbesserte Ausdauerleistung bezüglich der effektiven Laufzeit oder der Zeit bis zur Erschöpfung fest. Auch wenn in dem einen Versuchsdesign die Probanden bis zur Erschöpfung ausbelastet wurden, ist anzunehmen, dass die Glykogenreserven innerhalb einer halben Stunde nicht vollständig aufgebraucht werden. Ein Nachweis des glykogensparenden Effekts kann deshalb mit diesem Design nicht bestätig werden. Greer et al. (2000) konnten herausfinden, dass nach 30minütiger Belastung bis zur Erschöpfung die Glykogenreserven noch bis zu 50% erhalten blieben.

Jackman et al. (1996) konnten ebenfalls die ergogene Wirkung von Koffein bestätigen, dies aber nicht auf einen eventuellen glykogensparenden Effekt zurückführen (Abb. 50) , sondern sahen die Leistungsverbesserung auf Grund der vermehrt ausgeschütteten Katecholamine, vor allem von Adrenalin.

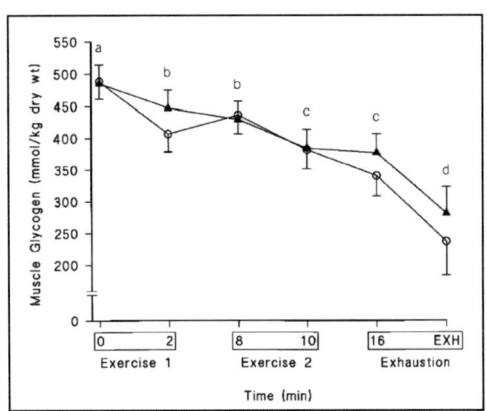

Abb. 50: Glykogenkonzentration im Verlauf einer Belastung bis zur Erschöpfung (Jackman et al., 1996)

Zu diesem Ergebnis kamen auch Graham & Spriet (1995) sowie Greer et al. (1998 und 2000) oder Graham et al. (2000). Sie alle sehen den Anstieg des Adrenalins als einen der wichtigsten Faktoren für die aerobe Leistungssteigerung.

7.5.2. Koffein und anaerobe Leistungsfähigkeit

Einige Studien versuchten zu belegen, dass eine Gabe von Koffein die anaerobe Leistungsfähigkeit beeinflussen könnte. Bisher konnte keine Studie deutlich einen möglichen ergogenen Effekt nachweisen.

Greer et al. (1998) ließ 9 Männer wiederholt einen 30-Sekunden-Wingate-Test mit jeweils 4minütiger Pause durchführen. Koffein konnte dabei weder die absolute noch die durchschnittliche Leistung beeinflussen. Auch der Leistungsabfall innerhalb den einzelnen Belastungsstufen veränderte sich dadurch nicht. Nach der vierten Belastungsstufe beobachteten sie sogar einen stärkeren Leistungsabfall in der Gruppe mit Koffein-Supplementierung (Abb. 51). Zu einem ähnlichen Ergebnis kamen Collomp et al (1991), die zudem aber einen erhöhten Laktat- und Adrenalinspiegel bei der Koffeingruppe feststellen konnten. Somit konnte zwar keine Leistungssteigerung erzielt werden, es macht aber den Anschein, dass Koffein die Glykolyse aktiviert.

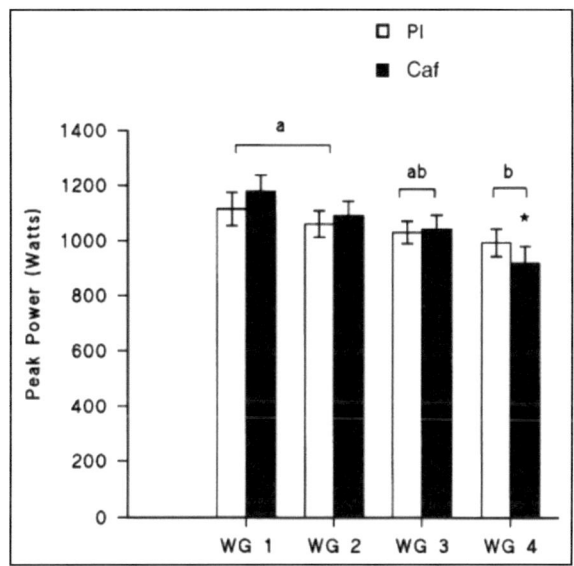

Abb. 51: Maximale Leistung Wingate-Test (Greer et al., 1998)

7.6. Habituelle Koffeineinnahme

Aus Tierversuchen (Fredholm et al., 1999) geht heraus, dass sich verschiedene Gewebearten unterschiedlich an Koffein gewöhnen. Dabei wird die Anzahl der Adenosin-Rezeptoren erhöht, was die Wirkung von Koffein herabsetzt.

Dodd et al. (1991) verglichen als erste habituelle Kaffeetrinker mit koffeinnaiven Personen. Unter Ruhebedingungen reagierten zweitere mit einer höheren Herzfrequenz, Ventilation und Sauerstoffverbrauch, unter Belastung war jedoch kein Unterschied.

Zum selben Ergebnis kamen Van Soeren et al. (1993), die zusätzlich zwar bei den nicht an Koffein gewohnten Personen eine erhöhte Adrenalinkonzentration im Blut feststellen konnten, die Leistungsfähigkeit wurde dadurch aber nicht beeinflusst.

Auch nach einer Unterbrechung der habituellen Koffeinzufuhr konnten Van Soeren & Graham (1998) keine Veränderung der Leistungsfähigkeit herausfinden.

7.7. Mögliche Nebeneffekte

Obwohl in den vorliegenden Studien einige keine Leistungssteigerung durch Koffein-Supplementierung erkennen konnten (z.B. Wemple et al., 1997), gibt es keine einzige, die einen direkten Leistungsverlust belegt. Dennoch könnte Koffein indirekt die Leistung beeinflussen:

7.7.1. Elektrolyt- und Flüssigkeitshaushalt

Da Koffein bekanntlich eine diuretische Wirkung hat, geht man von der Annahme aus, dass eine vermehrte Aufnahme auch einen höheren Flüssigkeitsverlust herbeiführt.

Graham et al. (1998) verglichen die Effekte zwischen Placebo, Koffein und Kaffee und kamen zu dem Ergebnis, dass keine Unterschiede, weder in der Menge an ausgeschiedener Flüssigkeit noch an den verloren gegangenen Elektrolyten bestehen.

Kovacs et al (1998) können dieses Ergebnis ebenfalls bestätigen. Sie analysierten Körpergewicht, Schweiß, Plasmavolumen und Elektrolyte und fanden keinen Unterschied durch Koffeingabe. Das selbe Studiendesign verwendeten Wemple et al. (1997) und konnten zusätzlich herausfinden, dass zwar eine milde Diurese innerhalb von 4 Stunden nach Einnahme von Koffein besteht, diese aber unter Belastung auf quasi Null zurückgeht.

Weiß (2005) postuliert in ihrer Übersichtsarbeit sogar, dass der Kaffeekonsum zur täglichen Abdeckung des Flüssigkeitsbedarfs dazugezählt werden sollte, da eine merkliche diuretische Wirkung in den wenigsten von ihr verwendeten Studien aufgetreten ist. Das Glas Wasser nach einem Kaffee ist somit nicht für den Ausgleich des Flüssigkeitshaushaltes nach einem Kaffee anzusehen.

Armstrong (2002) hat auch aktuelle Studien über Koffein in Bezug auf Freizeit- und Leistungssportler getätigt und ist zu dem Entschluss gekommen, dass koffeinhaltige Getränke bei körperlich aktiven Menschen zu keinem Ungleichgewicht in der Flüssigkeitsbilanz führen. Sportler müssen sich keine Sorgen bezüglich ihres Flüssigkeitshaushaltes machen, sofern sich ihr Konsum im normalen Umfang (bis zu 4 Tassen Kaffee täglich) bewegt.

7.7.2. Abhängigkeit

Laut Juliano & Griffiths (2004) kann bereits eine Tasse Kaffee (100mg Koffein) am Tag zur Abhängigkeit führen. In ihrer Übersichtsarbeit konnten sie aus 57 experimentellen Studien

Symptomenkomplexe zusammenfassen, die typischerweise 12 bis 24 Stunden nach Koffein-entzug auftraten. Dazu gehören Kopfschmerzen, Erschöpfung oder Müdigkeit, Beeinträchti-gungen des Lebensgefühls einschließlich depressiver Verstimmtheit und Reizbarkeit, schlech-tes Konzentrationsvermögen und grippeartige Symptome wie Übelkeit, Erbrechen und Muskelschmerzen.

Zu bedenken wäre dabei auch, dass mögliche einmalige hohe Dosen an Koffein nahezu identische Nebenwirkungen haben können.

7.8. Anwendung

Es gibt mehrere Möglichkeiten, um Koffein aufzunehmen. Sei es intravenös oder oral über üblichen Kaffee oder durch Koffeinkapseln. Die meisten Studien verabreichten den Proban-den eine Bolusdosis an Koffein. Conway et al. (2002) verglichen die Wirkung zwischen einer Bolusdosis und einer über einen längeren Zeitraum verteilten, aber gleichen Menge an Koffein und fanden heraus, dass es keinerlei Auswirkungen in Bezug auf die ergogene Wirkung gibt. Lediglich die Koffeinkonzentration im Harn ist mit einer Bolusdosis höher als mit einer verteilten Gabe. Die Autoren zeigen damit, dass eine Dopingkontrolle über das ausgeschiedene Koffein nicht aussagekräftig genug sein kann.

7.8.1. Zeitpunkt

Da die Koffein-Konzentration im Blut innerhalb einer Stunde am höchsten ist, geht man davon aus, dass auch der optimale Zeitpunkt der Supplementierung eine Stunde vor der Belastung sei. Bei den meisten Studiendesigns gab man den Probanden deshalb erst das Koffein, ließ sie eine Stunde ruhen und begann dann erst mit der Belastung.

Da Koffein eine Halbwertzeit von etwa 4 bis 6 Stunden hat, kann man davon ausgehen, dass die höchste Plasmakonzentration auch für längere Zeit aufrecht erhalten bleibt. Nehling und Debry (1994) postulieren in ihrer Arbeit, dass 3 Stunden nach Gabe von Koffein die Konzentration an freien Fettsäuren im Blut und somit die Fettverbrennung am höchsten sei. Dies konnte jedoch von keiner anderen Studie bestätigt werden, da zwar die Konzentration an freien Fettsäuren ansteigt, nicht aber eine vermehrte Fettverbrennung nachweisbar ist (Graham, 2001).

7.8.2. Dosis

In älteren Studien (z.B. Costill et al., 1978) verabreichte man den Probanden eine absolute Menge, unabhängig von Körpergewicht und Geschlecht. Dadurch kam es auf Grund der unterschiedlichen

Bioverfügbarkeit zu großen Abweichungen bei den Ergebnissen. Verabreicht man Koffein jedoch in Relation zum Körpergewicht, so ergibt sich eine vergleichbare Koffeinkonzentration im Blut sowohl bei Frauen als auch bei Männern (Graham & McLean, 1999).

Pasman et al. (1995) fanden heraus, dass eine Dosis von 3mg/kg die Ausdauerleistung am deutlichsten verbessern kann. Kovacs et al. (1998) bestätigten dieses Ergebnis mit 3,2 bis 4,5 mg/kg und konnten überdies hinaus eine Minimaldosis von 2,1 mg/kg definieren, unter der keine ergogene Wirkung zu erwarten sei. Eine Steigerung der Dosis brachte keinen zusätzlichen leistungssteigernden Effekt.

Ab einer Dosis von mehr als 9mg/kg konnten Graham et al. (2001) Symptome einer Überdosis feststellen. Die Probanden klagten über mangelnder Konzentration, geistiger Verwirrtheit, Nervosität und Schlaflosigkeit.

7.9. Koffein und Doping

Aufgrund der guten Nachweisbarkeit der Stimulanzien wurde in den 80er Jahren in zunehmendem Maße versucht, stimulierende Wirkungen durch hohe Koffein-Dosen zu erreichen. Das IOC reagierte daraufhin und deklarierte Koffein als verbotene Substanz (Gruppe der Stimulanzien), deren Anwendung nur für den Wettkampf verboten ist. Um den Genuss von koffeinhaltigen Getränken aber nicht vollständig einzuschränken, wurde für Koffein ein Grenzwert von 12 µg/ml Urin festgelegt.

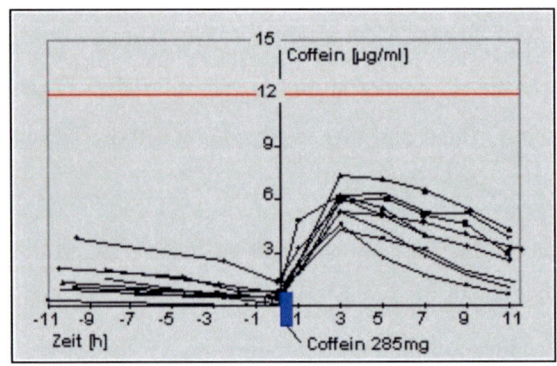

Abb. 52: Koffeinkonzentraion im Urin nach oraler Gabe von 285mg Koffein (www.dshs-koeln.de, gefunden am 31.05.2005)

Kovacs et al. (1998), Bruce et al. (2000) und auch andere mehr fanden in ihren Studien heraus, dass die Koffeinausscheidung sehr variabel und nur ein beschränkt verlässlicher Parameter für eine Dopingkontrolle ist. Die Messung der Ausscheidung von Koffein selbst ist ein schlechter Parameter sowohl um die aufgenommene Dosis an Koffein als auch dessen Plasmakonzentration festzustellen. Kovacs et al (1998) konnten überdies feststellen, dass die maximale ergogene Wirkung bei etwa 3mg/kg Körpergewicht besteht. Diese Dosis verursacht nur in seltensten Fällen einen Anstieg der Harnkonzentration auf über 12 µg/ml. Am Institut für Biochemie in Köln gab man 9 Probanden jeweils 285mg Koffein und kontrollierte alle zwei Stunden die Harnkonzentration (Abb. 52). Das Ergebnis war, dass durch eine einmalige Gabe von etwa 4-5mg/kg Körpergewicht die Harnkonzentration von 12 µg/ml von keinem der Probanden überschritten wurde. Die Autoren geben aber zu bedenken, dass Koffein eine Halbwertszeit von etwa 4 bis 6 Stunden hat und es auf Grund eines kumulativen Effekts der Höchstwert leichter überschritten werden kann.

Die Welt Anti-Doping Agentur (WADA) hat auf Grund obiger Tatsachen Koffein ab 1. Januar 2004 von der Dopingliste genommen. Die Substanz wird jedoch laut Internetinformationen weiterhin beobachtet. (www.wada-ama.org, gefunden am 31.05.2005).

7.10. Zusammenfassung:

Aus Ergebnissen kontrollierter Studien kann mit hinreichender Sicherheit geschlossen werden, dass Koffein die Leistungsfähigkeit vor allem im Ausdauerbereich verbessert. In verschiedenen Untersuchungen konnte nach Einnahme von 4-13 mg Koffein pro kg Körpergewicht gegenüber Placebo ein signifikanter Anstieg der freien Fettsäuren (FFS) im Blut gemessen werden. Die koffein-induzierte Erhöhung der FFS, die während der ersten 15-20 Minuten einer Ausdauerbelastung nachweisbar ist, führt bei Ausdauersportlern/innen auch zu einer vermehrten Energiegewinnung aus Fettsäuren. Durch die erhöhte Fettoxidation werden die Glykogenreserven in der Muskulatur geschont und stehen dadurch im Verlauf der Belastung länger zur Verfügung. Die Verbesserung der Ausdauerleistung auf dem Ergometer oder Laufband betrug je nach Studiendesign zwischen 20 und 50 %. Es ist zu betonen, dass eine Leistungssteigerung nach Koffeinzufuhr zumeist nur im Laborversuch und nicht im Feldtest oder in einer simulierten Rennsituation nachgewiesen werden konnte. Dies ist zum größten Teil auf die schlechtere Kontrollierbarkeit von Feldstudien hinsichtlich der Leistungsreproduktion sowie der äußeren Bedingungen (Klima etc.) zurückzuführen.

Darüber hinaus hat Koffein, da es die Blut-Hirn-Schranke frei passieren kann, einen zentralnervösen Effekt, der zu einer Verbesserung der psychomotorischen Leistungsfähigkeit führen kann. Es wird angenommen, dass Koffein die Konzentration von Überträgerstoffen im Gehirn

(Neurotransmitter wie Serotonin, Dopamin, Acetvicholin oder Glutamat) erhöht. Hierdurch wird die spontane Aktivität von Motoneuronen gesteigert wodurch eine größere Anzahl von Muskelfasern für die Kontraktion zur Verfügung steht (sog. Rekrutierung von Muskelfasern). Darüber hinaus wird diskutiert, dass durch die Erhöhung von Neurotransmittern wie Dopamin und Serotonin das subjektive Empfinden von Ermüdung verzögert wird.

Ein weiterer Effekt von Koffein betrifft das Ionengleichgewicht in der Muskelzelle. Nach relativ hohen Koffeindosierungen von 6-9 mg/kg Körpergewicht konnte eine Erhöhung der muskulären Calcium-Konzentration sowie ein verstärkter Natriumausstrom aus der Muskelzelle verbunden mit einem erhöhten Kaliumeinstrom in die Zelle gemessen werden. Erhöhte Calcium-Konzentrationen können die Kontraktilität der Muskelfasern erhöhen; die Veränderungen im Natrium/Kalium-Gleichgewicht stabilisieren das Membranpotenzial der Zelle (Tarnopolsky & Cupido, 2000), was ebenfalls zu einer erhöhten muskulären Leistungsfähigkeit beitragen kann.

Untersuchungsergebnisse, die nach Koffeingabe auch bei intensiveren Belastungen im Bereich zwischen 5 und 30 Minuten eine Verbesserung der Leistungsfähigkeit nachweisen konnten, sind am ehesten auf die Konzentrationsveränderungen von Überträgerstoffen (Adrenalin) und den Einfluss von Koffein auf das Ionengleichgewicht in der Muskelzelle zurückzuführen. Dies liegt nahe, da bei diesen Belastungszeiten die Glykogenreserven nicht aufgebraucht werden. Die hierzu vorliegenden Studien sind jedoch zumeist mit relativ hohen Koffeindosierungen (teilweise bis 15 mg pro kg Körpergewicht) durchgeführt worden. Darüber hinaus sind die Ergebnisse nicht eindeutig und teilweise widersprüchlich. Betont werden muss, dass bislang keine Untersuchung eine Verbesserung der Sprintleistungsfähigkeit nach Koffeingabe nachweisen konnte.

8. Literaturverzeichnis

Achten, J.; Halson, S.L.; Moseley, L.; Rayson, M.P.; Casey, A.; Jeukendrup, A.E. (2004): Higher dietary carbohydrate content during intensified running training results in better maintenance of performance and mood state. Journal of Applied Physiology, 96; 13331-1340

Adopo, E.; Peronnet, F.; Massicotte, D.; Brisson, G.R.; Hillaire-Marcel, C. (1994): Respective oxidation of exogenous glucose and fructose given in the same drink during exercise. Journal of Applied Physiology, 76; 1014-1019

Andrews, J.L.; Sedlock, D.A.; Flynn, M.G.; Navalta, J.W.; Ji, H. (2003): Carbohydrate loadingand supplementation in endurance-trained women runners. Journal of Applied Physiology, 98; 584-590

Angus, D.J. Hargreaves, M.; Dancey, J.; Febbraio, M.A. (2000): Effect of carbohydrate or carbohydrate plus medium-chain triglyceride ingestion on cycling time trial performance. Journal of Applied Physiology, 88; 113-119

Anselme, F.; Collomp, D.; Mercier, B. (1992): Caffeine increases maximal anaerobic power and blood lactate concentration. European Journal of Applied Physiology, 65; 188-191

Appell, H.J. ; Durate, J.A. ; Soares, J.M. (1997) : Supplementation of Vitamin may attenuate skeletal muscle immobilization atroph. International Journal of Sports Medicine, 18; 157-160

Aredas, J.; Huertas, R.; Campos, Y.; Diaz, A.E.; Villalon, J.M.; Vilas, E. (1994): Effects of L-carnitine on the pyruvate dehydrogenase complex and carnitine palmitoyl transferase activities in muscle of endurance athletes. FEBS Letters, 341; 91-93

Aredas, J.; Ricoy,J.R.; Encinas, A.R. (1991): Carnitine in muscle, serum and urine of nonprofessional athletes: effects of physical exercise, training and L-carnitine administration. Muscle and Nerve, 14; 598-604

Armsey, T.D.; Grime, T.E. (2002): Protein and Amino Acid Supplementation in Athletes. Current Sports Medicine Reports, 4; 253-256

Armstrong, L.E. (2002): Caffeine, body fluid-electrolyte balance, and exercise performance. International Journal of Sport Nutrition and Exercise Metabolism, 12; 189-206

Arnaud, M.J. (1993): Metabolism of caffeine and other components of coffee. In: Garattini, S.: Caffeine, coffee and health. New York: Raven Press; 43-96

Bacurau, R.F.P.; Navarro, F.; Bassit, R.A.; Meneguello, M.O.; Santos, R.V.T.; Almeida, L.R.; Costa Rosa, L.F. (2003): Does Exercise Training Interfere With the Effects of L-Carnitine Supplementation? Nutrition, 19; 337-341

Barnett, C.; Costill, D.L.; Vuovich, M.D. (1994): Effect of L-carnitine supplementation on muscle and blood carnitine content and lactate accumulation during high-intensity sprint cycling. International Journal of Sports Nutrition, 4; 280-288

Bauer, A.; Berg, A.; Keul, J. (1993): Ernährungserhebung bei Ausdauersportlern II. Vitamin-, Mineralstoff- und Spurenelementezufuhr. Aktuelle Ernährungsmedizin, 18; 279-285

Bell, D.G.; Jacobs, I.; Zamecnik, J. (1998): Effects of caffeine, ephedrine and their combination on time to exhaustion during high-intensity exercise. European Journal of Applied Physiology, 77; 427-433

Below, P.R.; Mora-Rodriguez, R.; Gonzales-Alonso, J. Coyle, E.F. (1995): Fluid and carbohydrate ingestion independently improve performance during 1 h of intense exercise. Medicine & Science in Sports & Exercise, 27; 200-210

Bergström, J.; Hermansen, L.; Hultmann, E. (1967): Diet, muscle glycogen and physical performance. Acta Physiologica Scandinavica, 71; 140-150

Blomstrand, E.; Andersson, S.; Hassmen, P.; Ekblom, B.; Newsholme, A.E. (1995): Effectof branched-chain amino acid and carbohydrate supplementation on the exercise-induced change in plasma and muscle concentration of amino acids in human subjects. Acta Physiologica Scandinavica, 153; 87-96

Blomstrand, E.; Hassmen, P.; Ekblom, B.; Newsholme, E.A. (1991): Administration of branched-chain amino acids during sustained exercise – effects on performance and on plamsa concentration of some amino acids. Eropean Journal of Physiology, 63; 83-88

Blomstrand, E.; Hassmen, P.; Newsholme, E.A. (1991): Effect of branched-chain amino acid supplementation on mental performance. Acta Physiologica Sandinavica, 143; 225-226

Blomstrand, E.; Saltin, B. (2001): BCAA intake affects protein metabolism in muscle after but not durino exercise in humans. American Journal of Physiology: Endocrinology and Metabolism, 281; E365-E374

Bloom, P.C.; Hostmark,A.T.; Vaage, O. (1987): Effect of different post-exercise sugar diets on the rate ofglycogen synthesis. Medicine & Science in Sports & Exercise, 19; 491-496

Brändle, E; Sieberth, H.G.; Hautmann, R.E. (1996): Effect of chronic protein intake on the renal function in healthy subjects. European Journal of Clinical Nutrition, 50; 734-740

Brass, E.P. (2000): Supplemental carnitine and exercise. American Journal of Clinical Nutrition, 72; 618S-623S

Brass, E.P.; Hoppel, C.L.; Hiatt, WR. (1994): Effect of intravenous L-Carnitine on carnitine homeostasis and fuel metabolism during exercise in humans. Clinical Pharmacology & Therapeutics, 55; 681-692

Bremer, J. (1967): Pyruvate dehydrogenase, substrate specificity and product inhibition. Eropean Journal of Biochemistry, 63; 1421-1480

Brown, R.C.; Cox, C.M. (1998): Effects of high fat versus high carbohydrate diets on plasma lipids and lipoproteinsin endurance athletes. Medicine & Science in Sports & Exercise, 1998; 1677-1683

Brown, R.C.; Cox, C.M.; Boulding, A.L. (2000): High-carbohydrate versus high-fat diets: effect ofn body composition in trained cylists. Medicine & Science in Sports & Exercise, 32, 690-694

Bruce, C.R; Anderson, M.E.; Fraser, S.F. (2000): Enhancement of 2000-m rowing perform-ance after caffeine ingestion. Medicine & Science in Sports and Exercise, 32; 1958-1963

Buchman, A.L.; Killip, D.; Ou, C.; Rognerud, C.L.; Pownall, H.; Dennis, K.; Dunn, J.K. (1999): Short-Term Vitamin E Supplementation Before Marathon Running: A Placebo-Controlled Trial. Nutrition, 15; 278-283

Burke, L.M.; Angus, D.J.; Cox, G.R.; Cummings, N.K.; Febbraio, M.A.; Gawthorn, K.; Hawley, J.A.; Minehan, M.; Martin, D.T.; Hargreaves, M. (2000): Effect of fat adaptation and carbohydrate restoration on metabolism and performance during prolonged cycling. Journal of Applied Physiology, 89; 2413-2421

Burke, L.M.; Cox, G.R.; Cummings, N.K.; Desbrow, B. (2001): Guidelines for Daily Carbohydrate Intake.Do Athletes Achiee Them? Sports Medicine, 31; 267-299

Burke, L.M.; Hawley, J.A.; Angus, D.J.; Cox, G.R.; Clark, S.A.; Cummings, N.K.; Desbrow, B. (2002): Adaptation to short-term high-fat diet persist during exercise despite high carbohydrate availability. Medicine & Science in Sports Exercise, 34; 83-91

Burrows, M.; Nevill, A.M.; Bird, S.; Simpson, D. (2003): Physiological factors associated with low bone mineral density in female endurance runners. Britisch Journal of Sports Medicine, 37; 68-71

Butts, N.K. Crowell, D. (1985): Effect of caffeine ingestion on cardiorespiratory endurance in men and women. Research of Exercise and Sports, 56; 301-305

Cameron-Smith, D.; Burke, L.M.; Angus, D.J.; Tunstal, R.J.; Cox, G.R.; Bonen, A.; Hawley, J.A.; Hargreaves, M. (2003): A short-term, high-fat diet up-regulates lipid metabolism and gene expression in human skeletal muscle. American Journal of Clinical Nutrition, 77; 313-318

Cameron-Smith, D.; Burke, L.M.; Angus, D.J.; Tunstall, R.J.; Cox, G.R.; Bonen, A.; Hawley, J.A.; Hargreaves, M. (2003): A short-term, high-fat diet up-regulates lipid metabolism and gene expression in human skeletal muscle. American Journal of Clinical Nutrition, 77; 313-318

Carey, A.L.; Staudacher, H.M.; Cummings, N.K; Stepto, N.K.; Nikolopoulos, V.; Burke, L.M.; Hawley, J.A. (2001): Effects of fat adaptation and carbohydrate restoration on prolonged endurance exercise. Journal of Applied Physiology, 91; 115-122

Casal, D.C.; Leon, A.S. (1985): Failure of caffeine to affect substrate utilization during prolonged running. Medicine & Science in Sports and Exercise, 17; 174-179

Cederblad, G.; Lindstedt, S.; Lundholm, K. (1974): Concentrationof carnitine in human muscle tissue. Chlinica Chimica Acta, 53; 311-321

Cerretelli, P.; Marconi, C. (1990): L-Carnitine supplementation in humans – The effects on physical performance. International Journal of Sports Medicine, 11; 1-14

Cha, Y.S.; Kim, H.Y.; Daily, J.W. (2003): Exercise-trained but not untrained rats maintain free carnitine reserves during acute exercise. Asia Pacific Journal of Nutrition, 12; 120-126

Chinevere, T.D.; Sawyer, R.D.; Creer, A.R.; Conlee, R.K.; Parcell, A.C. (2002): Effects of L-tyrosine and carbohydrate ingestion on endurance exercise performance. Journal of Applied Physiology, 93; 1590-1597

Coggan, A.R.; Swanson, S.C. (1992): Nutritional Manipulation before and during Endurance Exercise: Effects on Performance. Mdicine & Science in Sports & Exercise, 24, 331-335

Cohen, B.S.; Nelson, A.G.; Prevost, M.C. (1996): Effects of caffeine ingestionon endurance racing in heat and humidity. European Journal of Applied Physiology, 73; 358-363

Collomp, K.; Ahmaidi, S.; Audran, M. (1991): Effects of caffeine ingestion on performance and anaerobicmetabolism durino the Wingate test. International Journal of Sports Medicine, 12; 439-443

Colombani, P.; Wenk, C.; Kunz, I.; Krähenbühl, S.; Kuhnt, M; Arnold, M.; Frey-Rindova, P.; Frey, W.; Langans, W. (1996): Effects of L-carnitine supplementation on physical perform-ance and energy metabolism of endurance-trained athletes. European Journal of Applied Physiology, 73; 434-439

Colombani, P.C.; Kovacs, E.; Frey-Rindova, P.; Frey, W.; Langhans, W.; Arnold, M.; Wenk, C. (1999): Metabolic Effects of a Protein-Supplemented Carbohydrate Drink in Marathon Runners. International Journal of Sport Nutrition, 9; 181-201

Constantin-Teodosiu, D.; Carlin, J.I.; Cederblad, G.; Harris, R.C,; Hultman, E. (1991): Acetyl group accumulation and pyruvate dehydrogenase activity in human muscle during incre-mental exercise. Acta Physiologica Scandinavica, 143, 367-375

Conway, K.J.; Orr, R.; Stannard, S.R. (2002): Effect of a divided caffeine dosee on endurance cycling performance, postexercise urinarycaffeine concentration and plasma paraxanthine. Journal of Applied Physiology, 94; 1557-1562

Cooper, M.B.; Jones, D.A.; Edwards, R.H.; Corbucci, G.C.; Montanari, G. Trevsani, C. (1986): The effect of marathon running on carnitine metabolism andon some aspects of muscle mito- chondrial activities and antioxidant mechanism. Journal of Sports Medicine, 4; 79-87

Costill, D.L.; Dalsky, G.P.; Fink,W.J. (1978): Effects of caffeine ingestion on metabolismand exercise performance. Medicine & Science in Sports and Exercise, 10; 155-158

Cox, C.M.; Brown, R.C.; Mann; J.I. (1996): The effects of high-carbohydrate versus high-fat dietary advice on plasma lipids, lipoproteins, apolipoproteins and performance in endurance trained cyclists. Nutrition, Metabolism and Cardiovascular diseases, 6; 227-233

Coyle, E.F. (2004): Fluid and fuel intake during exercise. Journal of Sports Science, 22; 39-55

Coyle, E.F.; Coggan, A.R.; Hemmert, M.K.; Ivy, J.L. (1986): Muscle glycogen utilization during prolonged strenuous exercise when fed carbohydrate. Journal of Applied Physiology, 61; 165-172

Craciun, A.M.; Wolf, J.; Knapen, M.H.; Brouns, F.; Vermeer, C. (1999): Improved bone metabolism in female elite athletes after vitamin K supplementation. International Journal of Sports Medicine, 19; 479-484

Davies, K.J.;; Quintaniha, A.T.; Brooks, G.A; Packer, L. (1982): Free radicals and tissue damage produced by exercise. Biochemical and Biophysical Research Communications, 107; 1198-1205

Davis, J.M.; Welsh, R.S.; Devolve, K.L. (1999): Effects of branched-chain amino acids and carbohydrate on fatigue during intermittent, high-intensive running. International Journal of Sports Medicine, 20; 309-314

Dawson, B.; Henry, G.J.; Goodman,C.; Gillam,I.; Beilby, J.R.; Ching,S.; Fabian, V.; Dasig, D.; Morling, P.; Kakulus, B.A. (2002): Effect of Vitamin C and E Supplementation on Biochemical and Ultrastructural Indices of Muscle Damage after a 21km Run. Indernational Journal of Sports Medicine, 23; 10-15

Decombaz, J.; Deriaz, O.; Acheson, K.; Gmuender, B.; Jequier, E. (1993): Effect of L- carnitine on submaximal exercise metabolism after depletion of muscle glycogen. Medicine & Science in Sports & Exercise, 25; 733-740

Decombaz, J.; Gmuender, B.; Sierro, G.; Cerretelli, P. (1992): Muscle carnitine afterstrenuous endurance exercise. The Journal of Applied Physiology,72; 423-427

Deuster, P.A.; Kyle, S.B.; Moser, P.B.; Vigersky, R.A. (1986): Nutritional intakes and statuss of highly trained amenorrheic and eumenorrheic women runners. Fertility and Sterility, 46; 636-641

Doherty, M. (1998): The effects of caffeine on the maximal accumulated oxygen deficit and shortterm running performance. International Journal of Sport Nutrition, 8; 95-104

Dragan, G.I.; Vasiliu, A.; Georgescu, E.; Dumas, I. (1987): Studies concerning chronic and acute effects of L-carnitine on some biological parameters in elite athletes. Physiologie, 24; 23-28

Drinkwater, B.L.; Nilson, K.; Chesnut, C.K.; Bremner, W.J.; Shainholtz, S.; Southworth, M.B. (1984): Bone mineral content of amenorrheic and eumenorrheic athletes. New England Journal of Medicine, 311; 277-283

Duchman, S.M.; Ryan, A.J.; Schedl, H.P; Summers, R.W.; Bleiler, T.L.; Gisolfi, C.V. (1997): Upper limit for intestinal absorption of a dilute glucose solution in men at rest. Medicine & Science in Sports & Exercise, 29; 482-488

Earnest, C.P.; Lancaster, S.L.; Rasmussen, C.J.; Kerksick; C.M., Lucia, A.; Greenwood, M.C.; Almada, A.L.; Cowan, P.A.; Kreider, R.B. (2004): Low vs. high glycemic index carbohydrate gel ingestion during simulated 64-km cycling time trial performance. Journal of Strength and Conditioning Research, 18; 466-472

Elmadfa, I (2004): Ernährungslehre. Stuttgart: Eugen Ulmer

Elmadfa, I.; Leitzmann, C. (1998): Ernährung des Menschen. Stuttgart: Eugen Ulmer

Erickson, M.A.; Schwarzkopf, R.J.; McKenzie, R.D. (1987): Effects of caffeine, fructose and glucose ingestion on muscle glycogen utilization during exercise. Medicine & Science in Sports and Exercise, 19; 579-583

Farrerons, J.; Barnadas, M.; Rodriguez, J.; Renau, A. ; Yoldi, B. (1998): Clinically prescribed sunscreen (sun protection factor 15) does not decrease serum vitamin D concentration sufficiently either to induce changes in parathyroid function or in metabolic markers. Dermatology, 2001; 27-30

Ferrauti, A.; Weber, K.; Struder, H.K. (1997): Metabolic and ergogenic effects of carbohydrate and caffeine beverages in tennis. Journal of Sports Medicine and Physical Fitness, 37; 258-266

Föhrenbach, R.; März, W.; Lohrer, H.; Siekmeier, R.; Evangeliou, A.; Böhles, H.J. (1993): Der Einfluss von L-Carnitin auf den Lipidstoffwechsel von Hochleistungssportlern. Deutsche Zeitschrift für Sportmedizin, 44; 349-356

Fredholm, B.B.; Batting, K. Holmen, J.; Nehling, A.; Zwartau, E.E. (1999): Actions of caffeine in the brain with special reference to factors that contribute to its widespread use. Physiological Review, 51; 53-133

Fritz, I.B.; Arrigoni-Martelli, E. (1993): Sites of action of carnitine and its derivatives on the cardiovascular system. Interactions with membranes. Trends of Pharmacological Science, 14; 355-360

Gaesser, G.A.; Rich, R.G. (1985): Influence of caffeine on blood lactate response during incremental exercise. International Journal of Sports Medicine, 6; 207-211

Gastmann, U.; Schiestl, G.; Schmidt, K.; Bauer, S.; Steinacker, J.M.; Lehmann, M. (1996): The influence of BCAA-supplemtation on performance, plasma-aminoacids, hormones, blood-cells and chemical parameters. International Journal of Sports Mediciene, 17; S41-47

Giamberardino, M.A.; Dragani, L.; Valente, R.; Di Lisa, F.; Saggini, R.; Vecchiet, L. 1996) Effects of Prolonged L-Carnitin Administration on DelayedMuscle Pain and CK Release After Eccentric Effort. International Journal of Sports Medicine, 17; 320-324

Goedecke, J.H.; Christie, G.; Wilson, G.; Dennis, S.C.; Noakes, T.D.; Hopkins, W.G.; Lambert, E.V. (1999): Metabolic adaptations to a high-fat diet in endurance cyclists. Metabolism, 48; 1504-1517

Goldberg, A.L.; Chang, T.W. (1978): Regulation and significance of amino acid metabolism in skeletal muscle. Fed. Proc. 37; 2301-2307

Goodyear, L.J.; Kahn, B.B. (1998): Exercise, glucose transport, and insulin sensitivity. Annual Review of Medicine, 49; 235-361

Gorostiaga E.M.; Maurer, C.A.; Eclache, J.P. (1993): Decrease in respiratory quotient during exercise following L-carnitinesupplementation. International Journal of Sports Medicine, 10; 169-174

Graham, T.E. (2001): Caffeine and Exercise. Metabolism, Endurance and Performance. Sports Medicine, 31; 785-807

Graham, T.E.; Hibbert, E.; Sathasivam, P. (1998): The metabolic and exercise endurance effects of coffee and caffeine ingestion. Journal of Applied Physiology, 85; 883-889

Graham, T.E.; McLean,C. (1999): Gender differences in the metabolic respnses to caffeine. In Tarnopolsky, M.: Gender differences in metabolism: practical and nutritional implication. Boca Raton; 301-327

Graham, T.E.; Spriet, L.L. (1995): Metabolic, catecholamine and exercise performance responses to various doses of caffeine. Journal of Applied Physiology, 78; 867-874

Graham, T.E.; Spriet,L.L (1995): Metabolic, catecholamineand exercise performance re-sponses to vrious doses of caffeine. Journal of Applied Physiology, 78; 867-874

Green, R.E.; Levine A.M.; Gunning M.J.; Walsh L.S. (2003): The Effect of L-Carnitine Supplementation on Lean Body Mass in Male Amateur Body Builders. Journal of the Ameri-can Dietetic Association, 97; A72

Greer, F.; Friars, D.; Graham, T.E. (2000): Comparison of caffeine and theophylline ingestion exercise metabolism and endurance. Journal of Applied Physiology, 89; 1837-1844

Greer, F.; McLean, C.; Graham, T.E. (1998): Caffeine, performance and metabolism during repeated Wingate exercise tests. Journal of Applied Physiology, 85; 1502-1508

Greig, C.; Finch, K.M.; Jones, D.A.; Cooper, M.; Sargeant, A.J., Forte, C.A. (1987): The effect of oral supplementation with L-carnitine on maximum and submaximum exercise capacity. European Journal of Applied Physiology, 56; 457-460

Hargreaves, M.; Costill, D.L.; Coggan, A.; Fink, W.J.; Nishibata, I. (1984): Effect of carbo-hydrate feedings on muscle glycogen utilisation and exercise performance. Medicine & Science in Sports & Exercise, 16; 219-222

Hargreaves, M.; Hawley, J.A.; Jeukendrup, A. (2004): Pre-exercise carbohydrate and fat ingestion: effects on metabolism and performance. Journal of Sports Science, 22; 31-38

Hargreaves, M.H.; Snow, R. (2001): Amino acids and endurance exercise. International Journal of Sport Nutrition and Execise Metabolism, 11; 133-145

Hawley, J.A.; Hopkins, W.G. (1995): Aerobic glycolytic and aerobic lipolytic power systems. A new paradigma with implications for endurance and ultraendurance events. Sports Mediciene, 19; 240-250

Heine, O.; Dufaux, B.; Kothe, A.; Prinz, U.; Rost, R. (1995): Bildung reaktiver Sauerstoffderivate und antioxidativer Schutz unter körperlicher Belastung: Übersicht. Deutsche Zeitschrift für Sportmedizin, 46; 482-493

Heinonen, O.J. (1996): Carnitine and Physical Exercise. Sports Medicine, 22; 209-232

Helge, J.W.; Kiens, B. (1997): Muscle enzyme activity in humans. Role of substrate availability and training. American Journal of Physiology, 272; R1620-R1624

Helge, J.W.; Richter, E.A. Kiens, B. (1996): Interaction of training and diet on metabolism and endurance during exercise in man. Journal of Physiology, 492; 293-306

Helge, J.W.; Watt, P.W.; Richter, E.A.; Rennie, M.J. (2001): Fat utilization during exercise: adaptation to a fat-rich diet increases utilization of plasma faty acids and very low density lipoprotein-triacylglycerol in humans. Journal of Physiology, 537; 1009-1020

Helge, J.W.; Wulff, B.; Kiens, B. (1998): Impact of a fat-rich diet on endurance in man: role of the dietary period. Medicine & Science in Sports Exercise, 30; 456-461

Hoffmann, J.R.; Falvo, M.J. (2004): Protein – Which is best? Journal of Sports Science and Medicine, 3; 118-130

Hoppeler, H.; Billeter, R.; Horvath, P.J.; Leddy, J.; Pendergast, D.R. (1999): Muscle structure with low and high fat diets in well-trained male runners. International Journal of Sports Medicine, 20, 1-5

Horowitz, J.F.; Klein, S. (2000): Lipid metabolism during endurance exercise, American Journal of Clinical Nutrition, 72 (Suppl.); S558 – S563

Horvath, P.J.; Eagen, C.K.; Fischer, N.M.; Leddy, J.J.; Pendergast, D.R. (2000): The effects of varying dietary fat on performance and metabolism in trained male and female runners. Journal of the American College of Nutrition, 19; 52-60

Horvath, P.J.; Eagen, C.K.; Ryer-Calvin, S.D.; Pendergast, D.R. (2000): The Effect of Varying dietary Fat on the Nutrient Intake in Male and Female Runners. Journal of the american College of Nutrition. 19; 42-51

Hozumi, T.; Eisenberg, M.; Sugioka, K.; Kokkirala, A.R.; Watanabe, H.; Teragaki, M.; Yoshikawa, J.; Homma, S. (2002): Change in Coronary Flow Reserve on Transthoracic Doppler Echocardiography after a Single High-Fat Meal in Young Healthy Men. Annals of internal Medicine, 136; 523-528

Huertas, R.; Campos, Y.; Diaz, E. (1992): Respiratory chain enzymes in muscle of endurance athletes: effect of L-carnitine. Biochemical and Biophysical Research Communications, 188; 102-107

Hultman,, E.; Cederblad, G.; Harper, P. (1991): Carnitine administration as a tool of modi-fyenergy metabolism during exercise. Eropean Journal of Applied Physiology, 62; 450

Hunter, A.M.; St Clair Bibson, A.; Collins, M.; Lambert, M.; Noakes, T.D. (2002): Caffeine ingestion does not alter performance during a 100-km cycling time-trial performance. International Journal of Sport Nutrition and Exercise Metabolism, 12; 438-452

Itoh, H.; Ohkuwa, T.; Yamazaki, Y.; Shimoda, T.; Wakayama, A.; Tamura, T.; Yamamoto, T.; Sato, Y.; Miymura, M. (2000): Vitamin E Supplementation Attenuates Leakage of Enzymes Following 6 Successive Days of Running Training. International Journal of Sports Medicine, 21; 369-374

Itoh, R.; Nishiyama, N.; Suyama, Y. (1998): Dietary protein intake and urinary excretion of calcium: a cross-sectional study in healthy Japanese population. American Journal of Clinical Nutrition, 67; 438-444

Ivy, J.L. (2001): Dietary strategies to promote glycogen synthesis after exercise. Canadian Journal of Applied Physiology, 26; 236-245

Ivy, J.L.; Costill, D.L.; Fink, W.J. (1979): Influence of caffeine and carbohydrate feedings on endurance performance. Medicine & Science in Sports and Exercise, 11; 6-11

Ivy, J.L.; Goforth, H.W.; Damon, B.M.; McCauley, T.R.; Parsons, E.C.; Price, T.B. (2002): Early postexercise muscle glycogen recovery is enhanced with a carbohydrate-protein supplement. Journal of Applied Physiology, 93; 1337-1344

Ivy, J.L.; Goforth, H.W.; Damon, B.M.; McCauley, T.R.; Parsons, E.C.; Price, T.B. (2002): Early postexercise muscle glycogen recovery is enhanced with a carbohydrate-protein supplement. Journal of Applied Physiology, 93; 1337-1344

Ivy, J.L.; Kuo, C.H. (1998): Regulation of GLUT4 protein and glycogen synthaseduring muscle glycogen synthesis after exercise. Acta Physiologica Scandinavica, 162; 295-304

Ivy, J.L.; Miller, W.; Dover, V.; Goodyear, L.G.; Sherman, W.M.; Farrell, S.; Williams, H. (1983): Endurance improved by ingestion of a glucose polymer supplement. Medicine & Science in Sports & Exercise, 15; 466-471

Ivy, J.L.; Res, P.T.; Sprague, R.C.; Widzer, M.O. (2003): Effect of a Carbohydrate-Protein Supplement on Endurance Performance During Exercise of Varying Intensity. International Journal of Sport Nutrition and Exercise Metabolism, 13; 382.395

Jackman, M.; Wendling, P,; Friars, D.; Graham, T.E. (1996): Metabolic, catacholamine and exercise performance respnses to caffeine during intense exercise. Journal of Applied Physiology, 81; 1658-1663

Jackman, M.L.; Gibala, M.J.; Hultman, E.; Graham, T.E. (1997): Nutritional status affects branched-chain oxoacid dehydrogenase acitivity during exercisein humans. American Journal of Physiology, 272; E233-E238

Jansson, E.; Kaijser, L. (1982): Effect of diet on the utilization of blood bone and intramuscular substrates during exercise in man. Acta Physiologica Scandinavica, 115; 19-30

Jentjens R.L.; Van Loon, L.J.; Mann, C.H. (2001): Addition of protein and amino acids to carbohydrates does not enhance postexercise muscle glycogen synthesis. Journal of Applied Physiology, 91; 839-846

Jentjens, R.L.; Jeukendrup, A.E. (2000): Determinants of Post-Exercise Glycogen Synthesis-During Short-Term Recovery. Sports Medicine, 33; 117-144

Jentjens, R.L.; Moseley, G.L.; Waring, L.K.; Harding, L.K.; Jeukendrup, A.E. (2004): Oxidation of combined ingestion of glucose and fructose during exercise. Journal of Applied Physiology, 96; 1277-1284

Jentjens, R.L.; Moseley, L.; Waring, R.H.; Harding, L.K.; Jeukendrup, A.E. (2004): Oxidation of combined ingestion of glucose and fructose during exercise. Journal of Applied Physiology, 96; 1277-1284

Jentjens, R.L.; Van Loon L.J.; Mann, C.H.; Wagenmakers, A.J.; Jeukendrup A.E. (2001): Addition of protein and amino acids to carbohydrates does not enhance postexercise muscle glycogen synthesis. Journal of Applied Physiology, 91; 839-846

Jentjens, R.L.; Venables, C.V.; Jeukendrup, A.E. (2004): Oxidation of exogenous glucose, sucrose, and maltose during prolonged cycling exercise. Journal of Applied Physiology, 96; 1285-1291

Jeukendrup, A.E.; Brouns, F.; Wagenmakers, A.J.M.; Saris,W.H. (1997): Carbohydrate feedings improve 1 h trial cycling performance. International Journal of Sports Medicine, 18; 125-129

Jeukendrup, A.E.; Jentjens, R.L. (2000): Oxidation of carbohydrate feedings during prolonged exercise: current thoughts, guidelines and directions for futur research. Sports Medicine, 29; 407-424

Jeukendrup, A.E.; Raben, A.; Gijsen, A.; Stegen, J.H.; Brouns, F.; Saris, W.H.; Wagenmakers, A.J. (1999): Glucose kinetics during prolonged exercise in highly trained human subjects: effectof glucose ingestion. Journal of Physiology, 515; 579-589

Jeukendrup, A.E.; Saris, W.H.; Wagenmakers, A.J. (1998): Fat Metabolism During Exercise: A Review – Part I: Fatty Acid Mobilization and Muscle Metabolism. International Journal of Sports Medicine, 19; 231 – 244

Jeukendrup, A.E.; Saris, W.H.M.; Schrauwen, P.; Brouns, F.; Wagenmakers, (1995): Metabolic availability of medium-chain triglycerides coingested with carbohydrates during prolonged exercise, Journal of Applied Physiology, 79; 756-762

Jeukendrup, A.E.; Saris, W.H.M.; Van Diesen, R.; Brouns, F.; Wagenmakers, A.J. (1996): Effect of endogenous carbohydrates availability on oral medium-chain triglyceride oxidation during prolonged exercise, Journal of Applied Physiology, 80; 949-954

Juliano, L.M.; Griffiths, R.R. (2004): A critical review of caffeinewithdrawal: empirical validation of symptoms and signs, incidence, severity and associated features. Psychopharmacology, 176; 1-29

Kanter, M.M.; Nolte, L.A.; Holloszy, J.O. (1993): Effects of antioxidant vitamin mixture on lipid peroxidation at rest and post-exercise. Journal of Applied Physiology, 74; 965-969

Karlic, H.; Lohninger, A. (2004): Supplementatiion of L-Carnitine in Athletes: Does it Make Sense? Nutrition, 20; 709-715

Kiens, B; Raben, B.; Valeru, A.K. (1990): Benefit of dietary simple carbohydrates on the early postexercise muscle glycogen repletion in male athletes. Medicine & Science in Sports & Exercise, 22; 88-96

Knechtle, B. (2002): Aktuelle Sportphysiologie. Leistung und Ernährung im Sport. Basel: Karger

Kobayashi, Y. (1974): Effect of vitamin E on aerobic work performance in man during acute exposure to hypoxic hypoxia. (Dissertation) University of New Mexico

Konopka, P. (2002): Sporternährung. Leistungsförderung durch vollwertige und bedarfsangepasste Ernährung. München: BLV Sportwissen

Koopman, R.; Pannemans, D.L.; Jeukendrup, A.E.; Gijsen, A.P.; Senden, J.M.; Halliday, D.; Saris,W.H.; Van Loon, L.J.; Wagenmakers, A.J. (2004): Combinedingestion of protein and carbohydrate improves protein balance during ultra-endurance exercise. American Journal of Physiology: Endocrinology and Metabolism, 287; E712-E720

Kovacs, E.M.R.; Stegen, J.Ch.; Brouns, F. (1998): Effect of caffeinated drinks on substrate metabolism, caffeine excretion and performance. Journal of Applied Physiology, 85; 709-715

Kraemer W.J.; Volek J.S.; French D.N.; Rubin M.R.; Sharman M.J.; Gomez A.L.; Ratamess N.A.; Newton R.U.; Jemiolo B.; Craig B.W.; Hakkinen K. (2003): The effects of L-carnitine L-tartrate supplementation on hormonal responses to resistance exercise and recovery. The Journal of Strength and Conditionin Research, 17; 455-462

Lambert, E.V.; Goedecke, J.H.; Van Zyl, C.; Murphy, K.; Hawley, J.A.; Tennis, S.C.; Noakes, T.D. (2001): High-fat diet versus habitual diet prior to CHO loading: effect on exercise metabolism and performance. International Journal of Sport Nutrition and Exercise Metabolism, 11; 209-215

Lambert, E.V.; Speechly, D.P.; Dennis, S.D.; Noakes, T.D. (1994): Enhanced endurance in trained cyclists during moderate intensity exercise following 2 weeks adaptation to a high fat diet. European Journal of Applied Physiology, 69; 287-293

Lambert, M.I.; Velloza, P.E.; Wilson, G.R.; Dennis, S.C. (1994): The efffect of carbohydrate and branched chain amino acid supplementation on cycling performance and mental fatigue. Clinical Science, 87; 53-54

Langenfeld, M.E.; Seifert, J.G.; Rudge, S.R.; Bucher, R.J. (1994): Effect of carbohydrate ingestion on performance of non-fasted cyclists during a simulated 80-mile time trial. Journal of Sports Medicine and Physical Fitness, 34; 263-270

Langhans, W.; Wenk, C.; Schwyn, M.; Frey, W.; Braun, D. (1992): Einfluss der Kohlenhydrataufnahme während eines Langstreckenlaufes auf Leistungsfähigkeit und Stoffwechsel. Zeitschrift für Ernährungswissenschaften, 31; 49-61

Lawrence, J.D.; Bower, R.C.; Riel, W.P.; Smith, J.L. (1975): Effects of alpha-tocopherol acetate on the swimming endurance of trained swimmers. American Journal of Clinical Nutrition, 25; 205-208

LeBlanc, J.; Jobin, M.; Cote, J. (1985): Enhanced metabolic response to caffeine in exercise-trained human subjects. Journal of Applied Physiology, 59; 832-837

Leddy, J.; Horvath, J.; Rowland, J.; Pendergast, D. (1997): Effect of a high or a low fat diet on cardiovascular risk factors in male and female runners. Medicine & Science in Sports Exercise, 29; 17-25

Lehmann, M.; Huonker, M.; Dimeo, F.; Heinz, N.; Gastman, U.; trei, N.; Steinakcer, J.M.; Keul, J.; Kajewski, R.; Häussinger, D. (1995): Serum amino acid concentrations in nine athletes before and after the 1993 Colmar ultra triathlon. International Journal of Sports Medicine, 16; 155-159

Lemon, P.W. (2000): Beyond the Zone: Protein Needs of Active Individuals. Journal of the American College of Nutrition, 19; 51S-521S

Lemon, P.W.; Mullin, J.P. (1980): Effect of initial muscleglycogen levels on protein catabolism during exercise. Journal of Applied Physiology, 48; 624-629

Löffler, G.; Petrides, P.E. (2003): Biochemie und Pathobiochemie. Berlin: Springer

Lukaski, H.C.; Bolonchuk, W.W.; Klevay, L.M.; Milne, D.B.; Sandstead, H.H. (2001): Interactions among dietary fat, mineral status and performance of endurance athletes: a case study. International Journal of Sport Nutrition and Exercise Metabolism, 11; 186-198

Luppa, D. (1996): L-Carnitin losses through urine and sweat in athletes in dependence of energy expenditure during training. In: Seim, H.; Löster, H.: Carnitine – Pathobiochemical basics and clinical application. Bochum: Ponte Press; 278-279

Luppa, D. (2002): Ausgleich belastungsbedingter L-Carnitinverluste mit der Nahrung schützt vor vielfältigen Funktionsstörungen. Klinische Sportmedizin, 3; 61-67

Luppa, D. (2004): Beteiligung von L-Carnitin an der Regulation des Fett- und Kohlenhydratstoffwechsels. Klinische Sportmedizin, 5; 25-34

MacIntosh, B.R.; Wright, B.M. (1995): Caffeine ingestion and performance on a 1500meter swim. Canadian Journal of Applied Physiology, 20; 168-177

MacLean, D.A.; Graham, T.E.; Saltin, B. (1996): Stimulation of muscle ammonia productionduring exercise following branched-chain amino acid supplementation in humans. Journal of Physiology, 493; 909-922

Macus, R; Cann, C.; Madvig, P. (1985): Menstrual function and bone mass in elite woen distance runners. Endocrine and metabolic features. Annals of Internal Medicine, 102; 158-164

Madsen, K.; MacLean, D.A.; Kiens, B.; Christensen, D. (1996): Effects of glucose, glucose plus branched-chain amino acids or placebo on bike performance ofer 100km. Journal of Applied Physiology, 81; 2644-2650

Madsen, K.; MacLean, D.A.; Kiens, B.; Christensen, D. (1996): Effects of glucose, glucose plus branched-chain amino acids, or placebo on bike performance over 100 km. Journal of Applied Physiology, 81; 2644-2650

Maroni, C.; Sassi, G.;Carpinelli, A.; Carretell, P. (1985): Effects of L-carnitine loading on the aerobic and anaerobic performance of endurance athletes. European Journal of Applied Physiology, 54; 131-135

Martin, W.H.; Dalsky, G.P.; Hurley, B.F.; Matthews, D.E.; Bier, D.M.; Hagberg, J.M.; Rogers, M.A.; King, D.S.; Holloszy, J. (1993): Effect of endurance training on plasma free fatty acid turnover and oxidation during exercise, American Journal of Physiology, 265; E704 – E714

Maughan RJ, King DS, Lea T. (2004): Dietary supplements. J Sports Sci.;22(1):95-113.

Maughan, R.J.; Bethell, L.R.; Leiper, J.B. (1996): Effects of ingested fluids on exercise capacity and on cardiovascular and metabolic responses to prolonged exercise in man. Experimental Physiology, 81; 847-59

McBride, J.M.; Kraemer, W.J.; Sebastianelli, W. (1998): Effect of resistance exercise on free radical production. Medicine & Science in Sports & Exercise, 30; 67-72

McConell, G.K.; Canny, BJ.; Daddo, M.C.; nance, M.J.; Snow, R.J. (2000): Effect of carbo-hydrate ingestion on glucose kinetics and muscle metabolism during intense endurance exercise. Journal of Applied Physiology, 89; 1690-1698

McKenzie, S.; Phillipps, S.M.;Carter, S.L.; Lowther, S.; Gibala,M.J.;Tarnopolsky,M.A. (2000): Endurance exercise training attenuates leucine oxidation and BCOAD activation during exercisein Humans. Journal of Physiology: Endocrinology and Metabolism, 278; E580-586

Meyer, T.; Gabriel, M.; Scharhag, J.; Kindermann, W. (2003): Metabolic profile of 4 h cycling in the field with varying amounts of carbohydrate supply. Euuropean Journal of Applied Physiology, 88; 431-437

Mitchell, J.B.; Costill, D.L.; Houmard, J.A.; Fink, W.J.; Pascoe, D.D.; Pearson, D.R. (1989): Influence of carbohydrate dosage on exercise performance and glycogen use. Journal of Applied Physiology, 68; 1843-1849

Mittleman, K.; Miller, C.; Ricci, M.; Fakhrzadeh, L.; Bailey, S.P. (1995): Bbranched-chain amino acid supplementation during prolonged exercise in heat: influence of sex. Medicine & Science in Sports & Exercise, 27; S148-S154

Mittleman, K.; Ricci, M.; Bailey, S.P. (1998): Branched-chain amino acid prolong exercise during heat stress in men and women. Medicine & Science in Sports & Exercise, 30; 83-91

Montain SJ, Young AJ. (2003): Diet and physical performance.Appetite.;40(3):255-67.

Müller, D.M.; Seim, H.; Kiess, W.; Löster, H.; Richter, T. (2002): Efffects of Oral L-Carnitine Supplementation on In Vivo Long-Chain Fatty Acid Oxidation in Healthy Adults. Metabolism, 51; 1389-1391

Muoio, D.M.; Leddy, J.; Horvath, P.J.; Awad, A.B.; Pendergast, D.R. (1994): Effect of dietary fat on metabolic adjustments to maximal VO2 and endurance in runners. Medicine & Science in Sports Exercise, 26; 81-88

Murray, R.; Eddy, D.E.; Murray, T.W.; Seifert, J.G.; Paul, G.L.; Halaby, G.A. (1987): The effect of fluid and carbohydrate feedings during intermittent cycling exercise. Medicine & Science in Sports & Exercise, 19; 597-604

Natali, A.; Santoro, D.; Brandi, L.S. (1993): Effects of acute hypercarnitinemia during increased fatty substrate oxidation in man. Metabolism, 42; 594-600

Natalie, A.; Santoro, D. Brandi, L.S.; Faraggiiana, D.; Ciociaro, D.; Pecori, N. Buzzigoli, G.; Ferrannini, E. (1993): Effects of acute hypercarnitinemia during increased fatty substrate oxidation in man. Metabolism., 42; 594-600

Nehling, A.; Debry,G. (1994): Caffeine andsports activity: a review. International Journal of Sports Medicine, 15; 215-223

Nelson, M.E.; Fisher, E.C.; Catsos, P.D.; Meredith, C.N.; Turksoy, R.N. (1986): diet and bone status in amenorrheiic runners. American Journal of Cninical Nutrition, 43; 910-916

Nicholas, C.W.; Williams, C.; Lakomy, H.K.; Phillips, G.; Nowitz, A. (1996): Influence of ingesting a carbohydrate-electrolyte solution on endurance capacity during intermittent, high-intensity shuttle running. Journal of Sports Science, 13; 283-290

Nielsen, A.N.; Mizuno, M.; Ratkevicius, A. (1999): No effect of antioxidant supplementation in triathletes on maximal oxygen uptake, 31P-NMRS detected muscle energy metabolism and muscle fatigue. International Journal of Sports Mediciene, 20, 154-158

O'Keeffe, K.A.; Keith, R.E.; Wilson, G.D. (1989): Dietary carbohydrate intake and endurance exercise performance of trained female cyclists. Nutrition Research, 9; 819-830

Okano, G.; Sato, Y.; Murato, Y. (1998): Effect of elevated blood FFA levels on endurance performance after a single fat meal ingestion. Medicine & Science in Sports Exercise, 30; 763-768

Oyono-Enguelle, S.; Freund, H.; Ott, C. (1988): Prolonged submaximal exercise and L-carnitine in humans. European Journal of Applied Physiology, 58; 53-61

Phillips, S.M.; Atkinson, S.A.; Tarnopolsky, M.A.; MacDougall, J.D. (1993): Gender differences in leucin kinetics and nitrogen balancde in endurance athletes. Journal of Applied Physiology, 78; 2134-2141

Phinney, S.D.; Bistrian, B.R.; Evans, W.J.; Gervino, E. (1983): The human metabolic response to chronic ketosis without caloric restriction: preservation of submaximal exercise capability with reduced carbohydrate oxidation. Metabolism, 32; 769-776

Piel, K.; Soderlund, K.; Hultman, E. (2000): Muscle glycogen resynthesis rate in humans after supplementation of drinks containing carbohydrates with low and high molecular masses. Journal of Applied Physiology, 81; 346-351

Pitsiladis, Y.P.; Duignan, C.; Maughan, R.J. (1996): Effects of alterations in dietary carbohydrate intake on running performance during a 10km treadmill time trial British Journal of Sports Medicine, 30; 226-231

Pitsiladis, Y.P.; Maughan, R.J. (1999): The effects of alterations in dietary carbohydrate intake on the performance of high-intensity exercise in trained individuals. European Journal of Applied Physiology, 79; 433-442

Pitsiladis, Y.P.; Maughan, R.J. (1999): The effects of exercise and diet manipulation on the capacity to perform prolonged exercise in the heat and in the cold in trained humans. Journal of Physiology, 517; 919-930

Pitsiladis, Y.P.; Maughan, R.J. (1999): The effects of exercise and diet manipulation on the capacity to perform prolonged exercise in the heat and in the cold on trained huans. Journal of Physiology, 517; 919-930

Pogliaghi, S.; Veicsteinas, A. (1999): Influence of low andhigh dietary fat on physical performance in untrained males. Medicine & Science in Sports & Exercise, 31; 149-155

Puckett, H.L.; Wiley, F.H. (1932): The relation of glycogen to water sotrage in the liver. Journal of Biological Chemistry, 96; 367-371

Rasmussen, B.B.; Tipton, K.D.; Miller, S.L. (2000): An oral essential amino acid-carbohydrate supplement enhances muscle protein anabolism after resistance exercise. Journal of Applied Physiology, 88; 386-392

Richter, V.; Purschwitz, K.; Bohusch, A.; Seim, H.; Weisbrich, Ch; Reuter, W.; Sorger, D.; Rassoul, F. (1999): Lipoproteins and other clinical-chemestry parameters under the conditions of lacto-ovo-vegetarian nutrition. Nutrition Research, 19; 545-554

Rico-Sanz, J.; Zehnder, M.; Buchli, R.; Dambach, M.; Boutellier (1999): Muscle glycogen degradation during simulation of a fatiguing soccer match in elite soccer players examined noninvasively by ^{13}C-MRS. Medicine & Science in Sports & Exercise, 11; 1587-1593

Riedl, T.; Kindl,G. (2004): Sportler in der Apotheke. Eschborn: Govi

Rokitzki, L.; Andee, N.; Sagredos, A.N.; Reuß, F.; Büchner, M.; Keul, L. (1994): Acute Changes in Vitamin B_6 Status in Endurance Befora and After a Marathon. International Journal of Sports Nutrition, 4; 154-165

Rokitzki, L.; Logemann, E.; Huber, G.; Keck, E.; Keul, J. (1994): α-Tocopherol Supplementation in Racing Cyclists During Extreme Endurance Training. International Journal of Sports Nutrition, 4; 253-264

Rowlands, D.S.; Hopkins, W.G. (2002): Effects of High-Fat and High-Carbohydrate Diets on Metabolismand Performancce in Cycling. Metabolism, 51; 678-690

Saris, W.H.; Van Erp-Baart, M.A.; Brouns, F.; Westerterp, K.R. (1989): Study on food intake and energy expenditure during extreme sustained exercise: the Tour de France. International Journal of Sports Medicine, 10; S26-S31

Sasaki, H.; Maeda, H. Usui, S. (1987): Effect of sucrose and caffeine ingestion on performance of prolonged strenuous running. International Journal of Sports Medicine, 8; 261-265

Saunders, M.J.; Kane, M.D.; Todd, M.K. (2004): Effects of a Carbohydrate-Protein Beverage on Cycling Endurance and Muscle Damage. Medicine & Science in Sports & Exercise, 36; 1233-1238

Scheck, A. (1994): L-Carnitin: Sinn und Unsinn der Substitution einer körpereigenen Substanz. Ernährungs-Umschau, 41; 60-67

Schoppmeyer, A.M. (1996): Perspektiven der L-Carnitin-Therapie. Wann sind Substitution und Prävention indiziert? Fortschritte der Medizin, 114 (17)

Schröder, E.M. (1999): Wissenschaftlicher Informationsdienst Tee: Die Wirkung von Koffein im Tee. Deutsches Teeinstitut

Sherman, W.M. (1993): Dietary carbohydrate, muscle glycogen and exercise performance during 7d of training. American Journal of Clinical Nutrition, 57; 27-31

Shimada, K.; Sakuma, Y.; Wakamatsu, J.; Fukushima, M.; Sekikawa, M.; Kuchida, K.; Mikami, M. (2004): Species and muscle differences in L-carnitine levels in skeletal muscles based on a new simple assay. Meat Science, 3; 357-362

Shimomura, Y; Murakami, R.; Nakaii,N.; Nagasaki, M.; Harris, R. (2004): Exercise Promotes BCAA Catabolism: Effects of BCAA Supplementation on SkeletalMuscle during Exercise. Journal of Nutrition, 134; 1583S-1587S

Siliprandi, N.; Di Lisa, F.; Pieralisi, G. (1990) Metabolic changes induced by maximal exercise in human subjects following L-carnitine administration. Biochimica et Biophysica Acta, 1034; 17-21

Simi, B.; Sempore, B.; Mayet, M.H.; Favier, R.J. (1991): Additive effects of training and high-fat diets on energy metabolism during exercise. Journal of Applied Physiology, 71; 197-203

Simonsen, J.C.; Sherman, W.M.; Lamb, D.R.; Dernbach, A.R.; Doyle, J.A.; Strauss, R. (1991): Dietary carbohydrate, muscle glycogen and power output during rowing training. Journal of Applied Physiology, 70; 1500-1505

Soop, M.; Bjorkman, O.; Cederblad, G. Hegenfeldt, L.; Wahren, J. (1988): Influence of carnitine supplementation on muscle substrate and carnitine metabolism during exercise. Journal of Applied Physiology, 64; 2394-2399

Starling, R.D.; Trappe, T.A.; Parcell, A.C.; Costill, D.L. (1997): Effects of diet on muscle triglyceride and endurance performance. Journal of Applied Physiology, 82; 1185-1189

Strauzenberg, S.E.; Gürtler, H.; Hannemann, D.; Tittel, K. (1990): Sportmedizin, Grundlagen der sportmedizinischen Betreuung. Leipzig: Barth

Strüder, H.K.; Hollmann, W.; Platen, P.; Donike, M.; Gotzmann, A.; Weber, K. (1998): Influence of paroxetine, branched-chain amino acids and tyrosine on neuroendocrine system responses and fatigue in humans. Hormone and Metabolic Research, 30; 188-194

Swart, I.; Rossouw, J.; Loots, J.M.; Kruger, M.C. (1997): The effect of L-carnitine supplementationon plasma carnitine levels and various performance parameters of male marathon athletes. Nutrition Research, 17; 405-414

Takiyama, N.; Matsumoto, K. (1998): Age- and sex-related differences of serum carnitine in a Japanese population. Journal of the American College of Nutrition, 17; 71-74

Tarnopolsky, L.J.; MacDougall, J.D.; Atkinson, S.A.; Tarnopolsky, M.A.; Sutton, J.R. (1990): Gender differences in substrate for encurance exercise. Journal of Applied Physiology, 68; 302-308

Tarnopolsky, M.; Cupido, C. (2000): Caffeine potentiates low frequency skeletal muscle force in habitual and nonhabitual caffeine consumers. Journal of Applied Physiology, 89; 1719-1724

Tarnopolsky, M.A. (2004): Protein Requirements for Endurance Athletes. Nutrition, 20; 662-668

Tarnopolsky, M.A.; Atkinson, S.A.; Phillips, S.M.; Macdougall, J.D. (1995): Carbohydrate loading and metabolism during exercise in men and women. Journal of Applied Physiology, 78; 1360-1368

Tarnopolsky, M.A.; Atkinson, S.A.; Phillips, S.M.; McDougall, J.D. (1995): Carbohydrate loading and metabolism during exercise in men and women. Journal of Applied Physiology, 78; 1360-1368

Tarnopolsky, M.A.; Bosman, M.; Macdonald, J.R.; Vandeputte, D.; Martin, J.; Roy, B.D. (1997): Postexercise protein-carbohydrate and carbohydrate supplements increase muscle glycogen in men and women. Journal of Applied Physiology, 83; 1877-1883

Tarnopolsky, M.A.; Bosman, M.; McDonald, J.R.; Vandeputte, D.; Martin, J.; Roy, B.D. (1997): Postexercise protein-carbohydrate and carbohydrate supplements increase muscle glycogen in men and women. Journal of Applied Physiology, 83; 1877-1883

Tarnopolsky, M.A.; Macdougall, J.D.; Atkinson, S.A. (1988): Influence of protein intake and training sstatus on nitrogen balance and lean body mass. Journal of Applied Physiology, 64; 187-193

Tarnopolsky, M.A.; Zawada, C.; Richmond, L.B.; Carter, S.; Shearer, J.; Graham, T.; Phillips, S.M. (2001): Gender differences in carbohydrateloading are related to energy intake. Journal of Applied Physiology, 91; 225-230

Tauder, P.; Aguilo, A.; Gimeno, I.; Fuentespina, E.; Tur, J.A.; Pons, A. (2003): Influence of vitamin C diet supplementation on endogenous antioxidant defences durino exhaustive exercise. European Journal of Physiology, 446; 658-664

Thompson, D.; Williams, C.; Kingsley, M.; Nicholas, C.W.; Lakomy, H.K.; McArdle, F.; Jackson, M.J. (2001): Muscle Soreness and Damage Parameters afterProlonged Intermittent Shuttle-Runniing following Acute Vitamin C Supplementation. Inernational Journal of Sports Medicine, 22; 68-75

Tokish JM, Kocher MS, Hawkins RJ. (2004): Ergogenic aids: a review of basic science, performance, side effects, and status in sports.Am J Sports Med.; 32(6):1543-53.

Trappe, S.W.; Costill, D.L.; Doodpaster, B.; Vukovich, M.D.; Fink, W.J. (1994): The effect of L-carnitine supplementation on performance during interval swimming. International Journal of Sports Medicine, 15; 181-185

Trice, I.; Haymes, E.M. (1995): Effectsofcaffeine ingestionon exercise-induced changes during high-intensity,intermittent exercise. International Journal of Sports Nutrition, 5; 37-44

Tsintzas, K.; Liu, R.; Williams, C.; Campbell, I.; Gaitanos, G. (1993): The effect of carbohydrate ingestion on performance during a 30-km race. International Journal of Sport Nutrition, 3; 127-139

Tsintzas, O.K.; Williams, C.; Boobis, L.; Greenhaff, P. (1995): Carbohydrate ingestion and glycogen utilisation in different muscle fibre types in man. Journal of Applied Physiology, 489; 243-250

Tunstall Pedoe, D.S. (1998): Exercise, sport and athletics. In: Human Nutrition and Dietetics. Garrow, J.S.; James, W.P. eds; Livingston Churchill

Van Hall, G.; Raaymakers, J.S.; Saris, W.H.; Wagenmakers, A.J. (1995): Ingestion of branched-chain amino acids and tryptophan duringsustained exercise in man: failure to affect performance. Journal of Physiology, 486; 789-794

Van Hall, G.; Shirreffs, S.M.; Calbet, J.A. (2000): Muscle glycogen resynthesis during recovery from cycle exercise: no effect of additional protein ingestion. Journal of Applied Physiology, 88; 1631-1636

Van Loon, L.J.; Sris, W.H.; Kruijshoop, M.; Wagenmakers, A.J. (2000): Maximizing postexercise muscle glycogen synthesis: carbohydrate supplementation and theapplication of amino acid or protein hydrolysate mixtrues. The American Journal of Clinical Nutrition, 72; 106-111

Van Soeren, M.H.; Sathasivam, P.; Spriet, L.L.; Graham, T.E. (1993): Caffeine metabolism and epinephrine responses during exercise in unsers and nonusers. Journal of Applied Physiology, 75; 805-12

Van Zyl, C.G.; Lambert, E.V.; Hawley, J.A.; Noakes, T.D.; Dennis, S. (1996): Effects of medium-chain triglyceride ingestion on fuel metabolism and cycling performance, Journal of Applied Physiology, 80; 2217-2225

Vecchiet, L.; Di Lisa, F.; Pieralisi, G. (1990): Influence of L-carnitine administation on maximal physical exercise. European Journal of Applied Physiology, 64; 486-490

Virk, R.S.; Dunton, N.J.; Young, J.C.; Leklem, J.E. (1999): Effectof vitamin B$_6$ supplementation on fuels, catecholamiines and amino acids during exercise in men. Medicine & Science in Sports & Medicine, 31; 400-408

Vistisen, B.; Nybo, L.; Xu, X.; Hoy, C.E.; Kiens, B. (2003): Minor amounts of plasma medium-chain fatty acids and no improved time trial performance after consuming lipids. Journal of Applied Physiology, 95; 2434-2443

Vogt, M.; Puntschart, A.; Howald, H.; Mueller, B.; Mannhart, C.; Gfeller-Tüscher, L.; Mullis, P.; Hoppeler, H. (2003): Effects of Dietary Fat on Muscle Substrates, Metabolism and Performance in Athletes. Medicine & Science in Sports & Exercise, 35; 952-960

Volek, S.V.; Kraemer, W.J.; Rubin, M.R., Gomez, A.L.; Ratamess, N.A.; Gaynor, P. (2002): L-Carnitine L-tartrate supplementation favorably affects markers of recovery from exercise stress. American Journal of Physiology – Endocrinology and Metabolism, 282; E474-E482

Volk, O.; Neumann, G. (2001): Verhalten ausgewählter Aminosäuren während eines Dreifachlangtriathlons. Deutsche Zeitschrift für Sportmedizin, 52; 169-174

Vukovich M.D.; Costill, D.L.; Fink, W.J. (1994): Carnitine supplementation: evvect on muscle carnitine and glycogen content during exercise. Medicine & Science in Sports & Exercise, 26; 1122-1129

Wächter, S.; Vogt, M.; Kreis, R.; Boesch, C.; Bigler, P.; Hoppeler, H.; Krähenbühl, S. (2002): Long-term administration of L-carnitine to humans: effect on skeletal muscle carnitine content and physical performance. Clinica Chimica Acta, 318; 51-61

Wagenmakers, A. (1999): Amino Acid supplements to improve athletic performance. Current Opinion in Clinical Nutrition & Metabolic Care, 2, 539-544

Wagenmakers, A.J.; Brouns, F.; Saris, W.H.; Halliday, D. (1993): Oxidation rates of orally ingested carbohydrates during prolonged exercise in man. Journal of Applied Physiology, 75; 2774-2780

Wald, G.; Brouha, L.; Johnson, R. (1942): Experimental human vitamin A deficiency ability to perform muscular exercise.American Journal of Applied Physiology, 137; 551-556

Walker, J.L.; Heigenhauser, G.J.; Hultman, E., Spriet; L.L. (2000): Dietary carbohydrate, muscle glycogen content and endurance performance in well-trained women: Journal of Applied Physiology, 55; 2151-2158

Wallis, G.A.; Rowlands, D.S.; Shaw, C.; Jentjens, R.L.; Jeukendrup, A.E. (2005): Oxidation of Combined Ingestion of Maltodextrins and Fructose during Exercise. Medicine & Science in Sports & Exercise, 37; 426-432

Webser, M.J. (1998): Physiological and performance responses to supplementation with thiamin and pantothenic acid derivates. European Journal of Applied Physiology, 77; 486-491

Webster, J.M.; Scheett, P.T.; Doyle, M.R.; Branz, M. (1997): The Effect of a Thiamin Derivative on Exercise Performance. Eropean Journal of Physiology, 75; 520-524

Weiß, W. (2005): Herr Ober, kein Glas Wasser zum Kaffee? Neue Erkenntnisse über Kaffeekonsum und Flüssigkeitsbilanz. Ernährung Aktuell, 1/2005; 4-5

Wells, C.L.; Schrader, T.A.; Stern, J.R. (1985): Physiological responses to a 20mile run under tree fluid replacement treatments. Medicine & Science in Sports and Exercise, 17; 364-369

Wempe, R.D.; Lamb, D.R.; McDeever, K.H. (1997): Caffeine vs. caffeinefree sports drinks: effects on ruine production at rest and during prolonged exercise. International Journal of Sports Medicine, 18; 40-46

Whitley, H.A.; Humphreys, S.M.; Campbell, I.T.; Keegan, M.A.; Jayanette, T.D.; Sperry, D.A.; MacLaren, D.P.; Reilly, T.; Frayn, K.N. (1998): Metabolic and performance responses during endurance exercise after high-fat and high-carbohydrate meals. Journal of Applied Physiology, 85; 418-424

Wilber, R.L.; Moffatt, R.J. (1992): Influence of carbohydrate ingestion on blood glucose and performance in runners. International Journal of Sport Nutrition, 2; 317-327

Wiles, J.D.; Bird, S.R. Hopkins, J. (1992): Effect of caffeinated coffee on running speed, respiratory factors, blood lactate and perceived exertion during 1500-m treadmill running. British Journal of Sports Medicine, 26; 116-120

Williams, C.; Brewer,J.; Walker, M. (1992): The effect of a high carbohydrate diet on running performance during a 20-km treadmill time trial. European Journal of Applied Physiology,65; 18-24

Williams, M.B.; Raven, P.B.; Fogt, D.; Ivy, J.L. (2003): Effects of Recovery Beverages on Glycogen Restoration and Endurance Exercise Performance. Journal of Strength and Conditioning Reserarch, 17; 12-19

Willner, J.H.; Ginsburg, S.; Di Mauro, S. (1979): Acitve transport of carnitine into skeletal muscle. Neurology, 25; 721-724

Winnick, J.J.; Davis, J.M.; Welsh, R.S.; Carmichael, M.D.; Murphy, E.A.; Blackmon, J.A. (2005): Carbohydrate feedings during team sport exercise preserve physical and CNS function. Medicine & Science in Sports & Exercise,37; 306-315

Wolfe, R.R. (2000): Protein supplements and exercise. American Journal of Clinical Nutrition, 72; 551S-557S

Wright, D.A.; Sherman, W.M.; Dernbach, A.R. (1991): Carbohydrate feedings before, during, or in combination improve cycling endurance performance. Journal of Applied Physiology, 71; 1082-1088

Wutzke, K.D.; Lorenz, H. (2004): The Effect of L-Carnitine on Fat Oxidation, Protein Turnover and Body composition in Slightly Overweight Subjects. Metabolism, 53;1002-1006

Wyss, V.; Ganzit, G.P.; Rienzi, A. (1990): Effects of L-carnitine administration on VO_2max and the aerobic-anaerobic threshold in normoxia and acute hypoxia. European Journal of Applied Physiology, 60; 1-6

Zachwieja, J.J.; Costill, D.L.; Beard, G.C.; Robergs, R.A.; Pascoe, D.D.; Anderson, D.E. (1992): The effects of a carbonated carbohydrate drink on gastric emptying, gastrointestinal distress, and exercise performance. International Journal of Sport Nutrition, 2; 239-250

Zderic, T.W.; Davidson, C.J.; Schenk, S.; Byerley, L.O. (2004): High-fat diet elevates resting intramuscular triglyceride concentration and whole body lipolysis during exericse. American Journal of Physiology: Endocrinology and Metabolism, 286; E217-E225

Zintl, F.; Eisenhut, A. (2001): Ausdauertraining. Grundlagen, Methoden, Trainingssteuerung. BLV Sportwissen, München